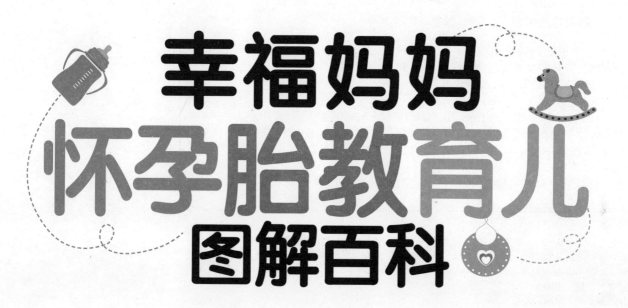

幸福妈妈
怀孕胎教育儿
图解百科

北京大学人民医院妇产科主任医师
国家级"爱婴医院"评估员　　王山米　主编
北京市产前诊断技术专家委员会委员

吉林科学技术出版社

图书在版编目（CIP）数据

幸福妈妈怀孕胎教育儿图解百科 / 王山米主编. --
长春：吉林科学技术出版社，2015.4
ISBN 978-7-5384-8986-6

Ⅰ.①幸… Ⅱ.①王… Ⅲ.①妊娠期－妇幼保健－图解
②胎教－图解③婴幼儿－哺育－图解 Ⅳ.①R715.3-64②G61-64
③TS976.31-64

中国版本图书馆CIP数据核字(2015)第063877号

幸福妈妈怀孕胎教育儿图解百科

主　　编　王山米
全案策划　悦然文化
出版人　李梁
策划责任编辑　孟波　赵洪博
执行责任编辑　周禹
封面设计　史刚华
开　　本　880mm×1230mm　1/20
字　　数　280千字
印　　张　14
印　　数　1-10000册
版　　次　2015年7月第1版
印　　次　2015年7月第1次印刷
出　　版　吉林科学技术出版社
发　　行　吉林科学技术出版社
地　　址　长春市人民大街4646号
邮　　编　130021
发行部电话/传真　0431-85600611　85651759　85635177
　　　　　　　　　　　　　　85651628　85635181　85635176
储运部电话　0431-86059116
编辑部电话　0431-85670016
团购热线　0431-85670016
网　　址　www.jlstp.net
印　　刷　长春人民印业有限公司
书　　号　ISBN 978-7-5384-8986-6
定　　价　49.90元

《幸福妈妈 怀孕胎教育儿 图解百科》详细地讲述了备孕、怀孕和育儿的知识，将帮你成为一位幸福的妈妈，为你打开幸福之门。

妈妈的"幸福"从哪里来呢？

幸福第一步：我要怀孕。

首先，要了解孕前知识。卵子是怎样产生的？受孕的最佳年龄是多大？今天是排卵日吗？豆浆中黄豆苷原对女性身体有什么好处呢？备孕男女应该避开哪些职业呢……这些问题都将在本书中得到细致的解答，赶快来为你的怀孕做足功课吧，这可是幸福的第一步。

幸福第二步：我怀孕啦。

一旦怀孕，就要有更多注意事项了。怎么每天保持快乐心情呢？胎教对孩子的大脑发育的重要意义，早已被人们所认同，那作为爸爸妈妈该怎么给宝宝上课呢？什么课程是宝宝喜欢的呢？听音乐可不是唯一选择，我们还可以让孩子来感受一下酸、甜、苦的味道，这是怎么做到的？

作为幸福妈妈，想要让宝宝幸福，首先要照顾好自己，本书给怀孕中的您介绍了不少营养饮食和休闲运动的方法，让您能保持一个好心情来迎接宝宝的到来。

幸福第三步：育儿有方。

经过怀孕和分娩，宝宝终于出生了，幸福妈妈们感受到那份幸福和喜悦了吗？本书还介绍了如何护理宝宝、喂养宝宝，给初为人父人母的幸福家长以最科学的指导。怎么和孩子玩？怎么锻炼宝宝的各种能力？看来，幸福妈妈的学习似乎才刚刚开始啊！赶快开始阅读吧！

目录

幸福怀孕40周我&宝宝de大变化   14
潮爸潮妈孕前一年备忘录   20

PART 1 孕前准备

孕产知识先知道   22
1 卵子是这样产生的   22
2 重新认识精子   23
3 生育的最佳年龄   24
4 受孕的最佳季节   24
5 今天是排卵日吗   25
6 日程表推测法   27

孕前营养饮食   28
1 孕前3个月要开始补充叶酸   28
2 豆浆中的黄豆苷原对女性很有益   28
3 酸奶可调节身体的微生态环境   28
4 备孕妈妈的营养食谱   29
5 蜂蜜比较适合备孕男士   30
6 "起阳草"是男性的密友   30
7 番茄红素是男性不育的克星   30
8 备孕爸爸的营养食谱   31

孕前生活安排   32
1 远离新装修的房子   32
2 小宠物暂时先送人吧   32
3 备孕女性应避开这些职业   33
4 备孕男性应避开这些职业   33

孕前锻炼身体   34
1 步行   34
2 慢跑   34
3 骑自行车   35
4 游泳   35

PART 2 孕1月

孕前保健检查必知   36
孕1月的妈妈和宝宝   38

保持快乐心情   39
1 情绪要保持稳定   39
2 老公要和孕妈妈保持亲密交流   39
3 充电让孕妈妈更平和   39

轻松胎教方案   40
1 胎教,自己喜欢最重要   40
2 心情愉悦是最好的胎教时机   40
3 多给胎宝宝重复   40
4 随时关注胎宝宝   40
5 斯瑟蒂克胎教法   41

营养饮食   42
1 关键营养素叶酸   42

2 口服叶酸补充剂多少是适宜的   42
3 富含叶酸的食物   43
4 孕1月一日食谱推荐   43

健康生活须知   44

1 从现在开始就慎用化妆品   44
2 怀孕征兆知多少   44
3 早孕试纸怎样使用   45

职场我最大   46

1 做好生or升的选择题   46
2 职场孕妈妈的权利   47

运动休闲   48

1 孕早期的运动特点是慢   48
2 运动时的注意事项   48
3 散步是适合整个孕期的活动   49
4 做让人身心宁静的瑜伽   49

疾病与用药   51

1 妊娠期药物选择8原则   51
2 孕妈妈应远离的中药   51
3 孕妈妈要看懂药物等级分类   52
孕2月的妈妈和宝宝   54

PART 3 孕2月

保持快乐心情   55

1 排除不必要的担心   55
2 尽快转移不良情绪   55

轻松胎教方案   56

1 胎教故事：《橘子月亮》   56
2 欣赏古诗《采莲曲》   57
3 听听《睡美人圆舞曲》的美妙旋律   57
4 做门萨测试题目   58
5 欣赏《蒙娜丽莎的微笑》   58

营养饮食   59

1 偏食咸食对孕妈妈不利   59
2 用天然的味道来代替调味料   59
3 食材中蕴含的天然调味料   59
4 这些食物宜常吃   60
5 清淡烹饪的小妙招   60
6 孕2月一日食谱推荐   61

健康生活须知   62

1 孕期性生活密语   62
2 白带增多，仔细呵护   62

职场我最大   63

1 高跟鞋就不要穿了   63
2 如何跟上司说明你怀孕了这个事   63
3 孕妈妈要远离这些工作岗位   63

运动休闲   64

1 平衡式瑜伽   64
2 树式变形式   64
3 惠养胎宝宝的心灵操   65

疾病与用药   66

1 出现先兆流产迹象要及时去医院   66
2 先兆流产如何保胎   66

首次产检检查（妊娠6~13周$^{+6}$）   67

PART 4　孕3月

孕3月的妈妈和宝宝	70
保持快乐心情	71
1 怀孕了，也别老把自己闷在家里保胎	71
2 写微博跟"孕友"分享趣事	71
轻松胎教方案	72
1 胎教故事：《神奇的石头娃娃》	72
2 孕妈妈准爸爸PK五子棋	73
3 读读《三字经》	73
4 快乐的A、B、C熏陶法	74
5 让胎宝宝也感受一下酸、甜、苦等味道	74
营养饮食	75
1 吃点对牙口好的食物吧	75
2 不要过早、过量补钙	76
3 多摄入点热能	76
4 孕期怎样正确饮水	77
5 多摄入补脑食物	77
6 孕3月一日食谱推荐	77
健康生活须知	78
1 能不能接触日化品	78
2 这些首饰不宜再佩戴了	78
3 白带增多是正常的，但须精心呵护	78
4 从现在就要开始预防妊娠纹了	79
职场我最大	80
1 办公桌前准备点舒适小道具	80
2 上班路上安全第一	81

运动休闲	82
深呼吸让心情平静下来	82
疾病与用药	83
1 如何缓解激素变化导致的牙龈出血	83
2 巧妙应对胃灼热	84

PART 5　孕4月

孕4月的妈妈和宝宝	86
保持快乐心情	87
把汤姆猫当成宝宝来对话吧	87
轻松胎教方案	88
1 教胎宝宝认简单的字	88
2 "猫"星人的神奇之处	88
3 欣赏年画《射桃子》	89
4 胎教故事：《小狐狸的冰池子》	90
营养饮食	91
1 准备点健康零食	91
2 补充膳食纤维，防治便秘	91
3 怎样合理补充膳食纤维	91
4 补足促进甲状腺发育的碘	91
5 体重超标该怎么吃	92
6 体重不达标该怎么吃	92
7 孕4月一日食谱推荐	92
健康生活须知	93
1 开始穿宽松、舒服的衣服	93
2 看电视需要注意什么	93

3 孕妈妈不要久站久坐 93
4 肚子中出现的颤抖有可能是胎动 94
5 有规律的胎动 94

职场我最大 95
1 保持良好的工作状态 95
2 工作时要学会克制情绪 95
3 不要总拿怀孕说事 95
4 不要失态 95
5 按摩腹部，让胎宝宝配合工作 95

运动休闲 96
1 散步能让孕妈妈吸入更多氧气 96
2 孕妈妈做有氧操 97

疾病与用药 98
1 孕早期虽过去，但还有不少孕妈妈会呕吐 98
2 孕妈妈要重视腹泻问题 98
3 防治妊娠期滴虫性阴道炎 99
4 如何预防妊娠期滴虫性阴道炎感染 99

妊娠14~19周+6周产前检查 100

PART 6 孕5月

孕5月的妈妈和宝宝 102

保持快乐心情 103
一家三口的互动游戏 103

轻松胎教方案 104
1 读读《狐狸和樵夫》的故事 104

2 适合在家看的温情电影 104
3 胎教故事：《聪明的木匠》 105

营养饮食 106
1 食物和营养品双重补钙 106
2 怎样让钙质的吸收利用达到最大化 106
3 妊娠期糖尿病要避免高糖饮食 106
4 补铁防妊娠期贫血 107
5 补碘让宝宝更聪明 107
6 孕5月一日食谱推荐 107

健康生活须知 108
1 孕妈妈该如何使用空调 108
2 子宫底高度的增长规律 109
3 怎样测量子宫底高度 109
4 肚子大小与胎宝宝发育的关系 109

职场我最大 110
1 调适新的生活 110
2 及时缓解抑郁情绪 110
3 职场孕妈妈的减压妙招 111
4 谨慎使用化妆品 111
5 职场孕妈妈要知道这三点 111

运动休闲 112
1 游泳打造完美D字形身材 112
2 胎宝宝来晒太阳吧 113

疾病与用药 114
1 预防妊娠期高血压的妙招 114
2 缓解腰酸背痛的妙方 114
3 胃胀气怎么办 115
4 预防水肿从现在开始 115

妊娠20~24周产前检查 116

PART 7 孕6月

孕6月的妈妈和宝宝 118

保持快乐心情 119
1 玩《愤怒的小鸟》，妈妈宝宝同开心 119
2 写下每天发生的事 119

轻松胎教方案 120
1 认识"父""母"这两个字 120
2 动脑玩玩《数独》 121
3 来玩成语接龙游戏吧 122

营养饮食 123
1 要限制盐分的过量摄入 123
2 多食"完整食物" 123
3 增加热量和维生素的摄入 123
4 孕6月一日食谱推荐 124

健康生活须知 125
1 孕妈妈躺卧和起身的姿势 125
2 孕妈妈站立的姿势 125
3 孕妈妈弯腰俯身的姿势 125
4 孕妈妈正确的坐姿 125
5 外出坐车的注意事项 125
6 孕妈妈的旅行指南 126

职场我最大 127
1 职场孕妈妈请放慢脚步 127
2 选择舒适得体的孕妇职业装 127
3 职场孕妈妈出差应选在孕中期 127

运动休闲 128
1 冥想让心绪安宁 128
2 转动手腕脚腕缓解水肿 129

疾病与用药 130
1 疲劳困乏及时调节 130
2 缓解浮肿的方法 131
3 缓解静脉曲张的方法 131

妊娠24~28周产前检查 132

PART 8 孕7月

孕7月的妈妈和宝宝 134

保持快乐心情 135
让准爸爸讲点笑话 135

轻松胎教方案 136
1 欣赏一段黄梅戏 136
2 动脑猜字谜吧 137
3 胎教故事：《司马光砸缸》 138

营养饮食 139
1 多吃润肠的食物 139
2 忌长期采用高脂肪饮食 139
3 不要滥服滋补药品 139
4 保持食物酸碱度平衡 140
5 补充硒元素 140
6 孕7月一日食谱推荐 140

健康生活须知 141

1 这些孕妈妈需要用托腹带 141
2 托腹带的选择和使用方法 141
3 让孕妈妈睡个好觉 142
4 选对床也很重要 142

职场我最大 143

1 办公室这样防水肿 143
2 办公室这样吹空调 143

运动休闲 144

1 做促进呼吸的动作 144
2 开始练习拉梅兹呼吸法 145

疾病与用药 146

1 如何预防腿抽筋 146
2 孕妈妈感冒了怎么办 147
3 孕期便秘怎么办 148

PART 9 孕8月

孕8月的妈妈和宝宝 150

保持快乐心情 151

插花装扮心情 151

轻松胎教方案 152

1 深入认识一下"爱"这个字 152
2 看、听、体会，让宝宝全方位感受生活中的美 153

营养饮食 154

1 每天须饮6~8杯水 154
2 多吃些粗粮 154
3 孕晚期不用大量进补 155
4 孕妈妈多吃鱼能降低早产概率 155
5 要摄入充足的钙 155
6 孕8月一日食谱推荐 155

健康生活须知 156

1 孕晚期了，要克制住性冲动 156
2 孕妈妈如何预防感冒 156
3 大龄孕妈妈要注意这些 156
4 孕期乳房保健 157

职场我最大 158

1 不同职业的孕妈妈何时停止工作 158
2 职场孕妈妈不宜再远行了 159

运动休闲 160

1 游泳 160
2 伸展四肢 160
3 孕后期普拉提 161

疾病与用药 162

1 患上妊娠期糖尿病怎么办 162
2 胎儿臀位如何处理 162
3 胎儿头偏大怎么办 163
4 如何预防早产 163

妊娠30~32周产前检查 164

PART 10　孕9月

孕9月的妈妈和宝宝 　166

保持快乐心情 　167
1 放下不必要的心理负担 　167
2 把分娩看作一个正常的生理过程 　167
3 作为丈夫，此时要体谅妻子的紧张心理 　167
4 保持平和、愉快的心境 　167

轻松胎教方案 　168
1 胎教故事：《谁的功劳最大》 　168
2 带着胎宝宝看《龙猫》吧 　169

营养饮食 　170
1 要及时调整食欲缺乏 　170
2 多吃高锌食物有助于自然分娩 　170
3 保证蛋白质和脂肪的摄入 　170
4 需要补充膳食纤维 　170
5 孕9月一日食谱推荐 　171

健康生活须知 　172
1 引起羊水早破的原因 　172
2 羊水早破容易引发的后果 　172
3 羊水早破怎么处理 　172
4 检查准备的待产包 　173

职场我最大 　174
1 可以停止工作了 　174
2 不要过度劳累 　174
3 避免长时间外出 　174
4 避免去拥挤的公共场所 　174

运动休闲 　175
1 放松肌肉的保健操 　175
2 按摩改善记忆、缓解压力 　176

疾病与用药 　177
孕晚期的疼痛 　177

妊娠33～36周产前检查 　178

PART 11　孕10月

孕10月的妈妈和宝宝 　180

保持快乐心情 　181
1 这样缓解产前焦虑 　181
2 帮助孕妈妈保持产前好状态 　181

轻松胎教方案 　182
1 欣赏戏曲《天上掉下个林妹妹》 　182
2 欣赏郑板桥的书法 　183
3 读《两只小兔》 　183

营养饮食 　184
1 孕晚期可以适量吃些玉米 　184
2 这时候更要控制体重 　184
3 为分娩储备能量 　184
4 补充钙、铁 　185
5 补充维生素B_1 　185
6 巧克力能帮助孕妈妈分娩 　185
7 孕10月一日食谱推荐 　185
8 促进分娩的菜谱 　186

健康生活须知 　187
1 做好随时分娩的准备 　187

2 准爸爸的准备工作 188

3 临产征兆有哪些 188

4 要选择好医院 189

5 学习分娩技巧 190

运动休闲 191

1 放松、适度的活动 191

2 腹式呼吸让胎宝宝呼吸新鲜空气 191

疾病与用药 192

1 预防妊娠期泌尿系统感染 192

2 腹部瘙痒怎么办 192

3 什么是前置胎盘 192

4 尚未入盆怎么办 193

妊娠37~41周产前检查 194

PART 12 　0~28天

喂养要点 196

1 初乳最珍贵 196

2 母乳喂养，好处多多 196

3 分娩后宜及早"开奶" 197

4 按需哺乳 198

5 早产低体重宝宝喂养需注意的问题 198

6 六种催乳食物推荐 199

护理要点 200

1 抱宝宝的方法 200

2 给新生儿洗澡 202

3 喂奶的正确姿势 203

4 妈妈要知道的奶具消毒步骤 203

增长宝宝智慧的能力训练 204

1 运动训练 204

2 视力训练 204

3 听力训练 205

4 语言训练 205

5 情绪训练 205

亲亲游戏家园 206

0~28天宝宝总结 208

1个月宝宝生长发育 210

PART 13 　1~6个月

喂养要点 212

1 母乳喂养很重要 212

2 一吃就拉怎么办 212

3 妈妈乳汁不足，怎么增奶 212

4 对没有兴趣吃奶的宝宝要缩短喂奶时间 213

5 人工喂养的注意事项 213

6 第4个月可能会出现母乳喂养不足 213

7 怎样判断宝宝可以添加辅食了 213

8 添加辅食的原则 214

9 饿着宝宝并不是添加辅食的好方法 214

10 注意更换辅食的种类 214

11 宝宝的辅食不要只有米和面 214

护理要点 216

1 两个月以下的宝宝感冒如何识别和处理 216

2 宝宝需要户外锻炼 216

3 为宝宝创造良好的居住环境 217

4 宝宝湿疹怎么调养 218
5 各月龄段意外事故及预防 218
6 宝宝的四季护理要点 219

增长宝宝智慧的能力训练 220

1 运动训练 220
2 精细动作能力训练 220
3 语言能力训练 220
4 知觉能力训练 220
5 情绪培养与社交能力训练 221

亲亲游戏家园 222

1~6个月宝宝总结 224
6个月宝宝生长发育 226

3 要想宝宝安，常带三分饥和寒 233
4 让宝宝独睡好还是和父母睡好 233
5 注意保护宝宝的牙齿，给宝宝按摩牙床 234
6 给宝宝练习爬行提供宽敞、安全的空间 234
7 宝宝睡醒后哭闹，应轻轻地拍打后背安慰 235
8 爸爸和宝宝一起度过快乐的时光 235
9 纠正宝宝吸吮手指的习惯 235
10 养成基本的生活习惯 235

增长宝宝智慧的能力训练 236

1 运动训练 236
2 精细动作能力训练 236
3 语言能力训练 237
4 知觉能力训练 237
5 情绪培养与社交能力训练 237

亲亲游戏家园 238

7~12个月宝宝总结 240
12个月宝宝生长发育 242

PART 14 7~12个月

喂养要点 228

1 7个月的宝宝一定要添加辅食了 228
2 巧妙纠正宝宝挑食 228
3 宝宝辅食的制作要点 228
4 用食物自制磨牙棒 229
5 蔬菜、水果的完美结合 229
6 提高宝宝食欲的方法 230
7 五色食物给宝宝均衡营养 230
8 宝宝要避免接触的食物 230
9 多食对宝宝牙齿有益的食物 231
10 12个月要断奶了 231

护理要点 232

1 别让宝宝跟狗太亲近 232
2 不要抱宝宝在路边玩 232

PART 15 1~2岁

喂养要点 244

1 这个时期喂母乳的注意事项 244
2 均衡摄取5种营养素 244
3 能正式咀嚼并吞咽食物了 244
4 宝宝的饭菜尽量少调味 244
5 怎样安排宝宝的早餐 245
6 不能急着让宝宝吃块状食物 245
7 一天喂两次零食 245
8 最适宜的烹调方式 246

9 让宝宝自己吃饭 246

10 2岁的宝宝可以跟大人吃相似的食物 246

11 可以食用各种各样的食物了 246

护理要点 248

1 宜穿便于活动的衣服 248

2 注意防止宝宝头部受伤 248

3 在不同的发育阶段进行不同的排便训练 248

4 成长的关键就是父母的关心和赞扬 249

5 父母表扬宝宝时的要点 249

6 宝宝说脏话怎么办 250

7 预防独立行走后的宝宝发生意外伤害 251

8 宝宝扭伤的应急处理 251

9 宝宝的卧室要采取的安全措施 251

增长宝宝智慧的能力训练 252

1 运动训练 252

2 精细动作能力训练 252

3 语言能力训练 252

4 数学能力训练 253

5 知觉能力训练 253

6 情绪培养与社交能力训练 253

亲亲游戏家园 254

1~2岁宝宝总结 256

2岁宝宝生长发育 258

PART 16 2~3岁

喂养要点 260

1 母乳喂养或乳制品喂养过渡到食物多样化 260

2 宝宝的食物最好软些 260

3 饮食要清淡 260

4 给宝宝的饮料需要谨慎选择 260

5 鼓励宝宝使用餐具 261

6 练习使用筷子 262

7 培养良好的进食习惯 262

8 给宝宝准备辅食需要注意什么 262

9 当心染色食品对宝宝的危害 262

护理要点 264

1 满2岁的宝宝不宜再用尿不湿 264

2 培养宝宝良好的口腔卫生习惯 264

3 3岁以内的宝宝不能使用含氟牙膏 265

4 护好宝宝的脚 265

5 节假日后宝宝患病多，预防关键在父母 265

6 夏天宝宝洗澡的次数不宜过多 266

7 夏季再热也不能让宝宝"裸睡" 266

8 从3岁开始可以独自睡觉 266

9 带宝宝郊游应注意的问题 267

增长宝宝智慧的能力训练 268

1 运动训练 268

2 精细动作能力训练 268

3 语言能力训练 268

4 数学能力训练 269

5 知觉能力训练 269

6 情绪培养与社交能力训练 269

亲亲游戏家园 270

2~3岁宝宝总结 272

0~3岁宝宝身高增长曲线（女宝宝） 274

0~3岁宝宝身高增长曲线（男宝宝） 275

附录 教你慧眼看懂食品标签 276

幸福怀孕40周
我&宝宝de大变化

在 怀孕的 **40** 周里，每一天宝宝和妈妈的变化都是家里的焦点，也是爸爸妈妈们判断宝宝发育状况的重要指标。让我们感受一下孕妈妈肚子里宝宝的奇妙成长旅程吧！

怀孕早期 1个月 **1~4** 周

感觉是这样的：还没发现已经怀孕了

孕妈妈的变化

子宫大小和怀孕前是相同的。但是子宫内膜变得柔软且子宫壁厚度也增加了。妈妈还是没有发现自己已经怀孕了，但是基础体温从第二周开始就持续高温。有些孕妈妈会觉得燥热、困乏、没精神，会以为是月经快来了或是感冒了。

妈妈&宝宝的身体变化

子宫大小　　鸡蛋大小

身长约2mm

宝宝：细胞分裂的同时着床子宫

卵子和精子相遇受精是从月经来之日算起的第二周左右。受精后，受精卵持续细胞分裂，慢慢长大的同时从输卵管移动至子宫，在3周左右，受精卵到达子宫内膜着床，至8周止，就是我们所说的"胚芽"，还没有形成正式的"胎儿"。

怀孕早期 2个月 5~8周

感觉是这样的：发现怀孕了，身体也有些变化

孕妈妈的变化

该来月经了，可没来。基础体温已连续三周以上持续高温。很多妈妈通过上述症状觉察到自己可能怀孕了。这时，可以通过超声波检查，看到宝宝藏身的"孕囊"。这段时间，乳头会变黑、变敏感。有的妈妈在5~7周左右就有早孕反应——呕吐了。

妈妈&宝宝的身体变化

子宫大小	鹅蛋大小

体重约4g

宝宝：重要器官形成期，心跳可在这一时期确认

这时候的宝宝是大头娃娃，头和身体一样大。心脏原形开始显现，5~7周左右可从超声波画面上确认宝宝的心跳数。这段时期是宝宝集中形成身体基础器官的时期，如脑等中枢神经、肺、胃肠等，此外，手脚、眼睛等基础部分也开始发育。

怀孕早期 3个月 9~12周

感觉是这样的：白带增多等早孕症状明显

孕妈妈的变化

虽然子宫还没有长很大，但是下腹部胀、便秘、尿频、白带增多等怀孕症状开始明显。孕吐的妈妈会觉得恶心、反胃，味觉也会发生改变。10周左右达到顶峰。

妈妈&宝宝的身体变化

子宫大小	一拳大小

身长约6cm　　体重约20g

宝宝：开始动了，也可以听到心跳声了

宝宝的身体长为头的两倍，是名副其实的胎宝宝了。这个阶段，宝宝开始长眼睑、唇，下颚的骨头也开始发育。在9周时，宝宝全身开始蠕动，渐渐地宝宝会运动手等局部部位。

怀孕中期 4个月 13~16 周

感觉是这样的：胎盘开始形成，大部分孕吐结束了

孕妈妈的变化

12~13周左右，胎盘开始发育，羊水增加，胎儿可在子宫内自由活动。大部分孕妈妈的孕吐情况有所改善，食欲好转。怀孕的时候，因为荷尔蒙的影响，营养会储存在皮下脂肪中，所以孕妈妈要考虑体重管理了。

妈妈&宝宝的身体变化

子宫大小	子宫底长约12cm，约为苹果大小
身长约10cm	体重约40g

宝宝：器官发育完成，构成心脏的组织发育完成

心脏等身体器官在13周左右大致发育完成。宝宝也隐约长出薄薄的一层头发，生殖器官正在分化中，骨骼和肌肉正在进一步发育，所以我们可以看到胎儿转身、打嗝等动作。宝宝能感受到快乐、愤怒等情绪，构成心脏的基础组织正是在这个时期发育的。

怀孕中期 5个月 17~20 周

感觉是这样的：肚子显怀了，胎盘发育完成，进入怀孕的稳定期

孕妈妈的变化

胎盘发育完成，宝宝能够通过脐带从妈妈身体获得营养和氧气。怀孕进入稳定期。妈妈的肚子开始显现，乳房变大。今后，体重会以每个月增加1千克的速度增长。有的妈妈在18周左右就能感受到胎动了。

妈妈&宝宝的身体变化

子宫大小	子宫底长约15cm，约为柠檬大小
身长约18cm	体重约120g

宝宝：开始长胎毛，用听诊器可以听到宝宝的心跳声

宝宝一踢脚，妈妈的肚子会鼓起来，宝宝动得已经很有力了。为了保护皮肤，宝宝的全身长满了胎毛，布满了在羊水中起到维持体温的像黄油般的"胎脂"。这时，孕妈妈用听诊器就能听到宝宝的心跳声了。在超声波画面上，可看到宝宝的心脏已经发育成2心房2心室。

怀孕中期 6个月 21~24周

感觉是这样子的：子宫变大，给孕妈妈带来一定影响

孕妈妈的变化

这一时期，大部分孕妈妈感觉到了胎动。因为血容量增加了，孕妈妈很容易出现贫血。因乳腺发育，有些孕妈妈在洗澡时按压乳头，会有淡黄色的初乳溢出。

妈妈&宝宝的身体变化

子宫大小	子宫底长约20cm，约为成人头那么大
身长约25cm	体重约300g

宝宝：开始长眉毛和睫毛，耳朵开始听得见了

头发稍微多了一些，开始长眉毛、睫毛、手指甲了。到目前为止，一直闭着的鼻孔打开了。宝宝的身体还很瘦，因为皮肤开始伸展开来，所以宝宝有皱纹了。骨骼、肌肉、神经进一步发育，所以宝宝身体的动作更加有力、顺畅了。到了20周宝宝的耳朵开始听得见了。

怀孕中期 7个月 25~28周

感觉是这样的：肚子越来越大了，行动更加不便了

孕妈妈的变化

子宫越来越大，肚子前面和上腹部都突出来了。因此，孕妈妈在站立的时候为了保持平衡，会自然地向后倾，脚会水肿，会长静脉瘤。此外，因子宫的压迫和荷尔蒙的影响，有些孕妈妈还会出现便秘和痔疮等不适。

妈妈&宝宝的身体变化

子宫大小	子宫底长约24cm
身长约30cm	体重约500g

宝宝：听力和皮肤发育完成，会做细微的动作

皮肤厚度增加，基本完成发育，也能开闭眼睑了。25周时听力发育完成，所以宝宝除了能听到妈妈的心跳外，还能听到外界传来的声音。宝宝开始长脚指甲也是在这个时期。这时候，宝宝已经能完成一些细微的动作了，如蜷缩、舒展自己的身体，握住脐带和自己的手脚等。

怀孕晚期 8个月 29~32周

感觉是这样的：胎动比较频繁，肚子鼓起来了

孕妈妈的变化

因胎动有力而频繁，有的孕妈妈会觉得疼痛，也有些孕妈妈会失眠。1天中，能够好几次看到孕妈妈的肚子鼓起来。因为皮肤急剧伸展，所以肚子、乳房、大腿根等部位容易出现妊娠纹。

妈妈&宝宝的身体变化

子宫大小	子宫底长约28cm
身长约38cm	体重约1200g

宝宝：超声波上能辨别男女，身体变得圆润了

此时，能看见宝宝的外生殖器官，利用超声波能看出宝宝的性别了。宝宝的身体开始堆积皮下脂肪，身体变得圆润，皱纹也渐渐消失。这时期，羊水和以前相比并没有增加，但宝宝长大了不少，所以宝宝的位置和姿势渐渐固定下来。

怀孕晚期 9个月 33~36周

感觉是这样的：受胎儿压迫，尿失禁、耻骨疼痛

孕妈妈的变化

由于子宫变大、血液量持续增加等原因，心悸、气喘等困扰在这一时期达到顶峰。因宝宝长大了，会压迫膀胱，所以孕妈妈会出现尿频、尿失禁等症。且除了子宫的压迫外，孕妈妈的身体开始要为生产做准备了，所以脚后跟和耻骨等会感觉疼痛。

妈妈&宝宝的身体变化

子宫大小	子宫底长约30cm
身长约38cm	体重约1800g

宝宝：开始吞吐羊水、撒尿

宝宝的身体在9个半月后基本发育完成。皮下脂肪堆积，身体变得圆润了。全身的胎毛渐渐地褪去。到目前为止，像玻璃般透明的肌肤变成粉红色。而且，宝宝已经能用身体和脸部的表情对外界的声音进行反应了。

怀孕晚期 10个月 37~40周

感觉是这样的：胎头下降，为生产做准备

孕妈妈的变化

因宝宝下降至骨盆内，胎动变少了。虽然胃的压迫感减小了，但是却更加压迫膀胱，导致尿频加剧。且脚后跟很疼痛，肚子鼓起来的次数更加频繁，开始为生产做准备。这时候，白带增多，是因为内子宫口柔软，为分娩做准备。

妈妈&宝宝的身体变化

子宫大小　　子宫底长约32cm

身长约45cm　体重约2500g

宝宝：我足月了

恭喜我吧！本周我已经完全入盆，到这周末，就可以算是足月的宝宝了——这意味着我现在已经发育完全，为子宫外的生活做好了准备。

宝宝出生了，妈妈说点什么吧！

潮爸潮妈孕前一年备忘录

孕前倒计时	备忘事项	具体内容
孕前12月	孕前全面检查身体	血常规（血型）、尿常规、粪常规、肝功能（两对半）、胸部透视/摄片、白带常规、隐匿性梅毒、乙型肝炎、宫颈刮片、盆腔超声
孕前11月	接种乙肝疫苗	按照0、1、6的程序注射。即从第一针算起，在此后1个月时注射第二针，在6个月时注射第三针。加上注射后产生抗体需要的时间，至少应该在孕前9个月进行注射
孕前10月	改变生活习惯	戒烟、戒酒
孕前9月	制定健身计划	最好这个计划可以一直延伸到怀孕后。应选择一项容易坚持、运动强度不大的项目，例如散步、游泳、瑜伽等
孕前8月	风疹疫苗接种	风疹病毒可以通过呼吸道传播，对胎儿健康非常不利。最好的预防办法就是在怀孕前注射风疹疫苗
孕前7月	制作体温周期表	每天清晨醒来，进行测量记录下体温，做基础体温曲线图。在特殊的日子，如感冒、发烧等时期，要做好特殊记号。坚持下去，推测排卵日
孕前6月	停用有碍药物	在看病、体检时，应把已婚待孕的情况告知医生，实在有必要用药的，要在医生的指导下衡量利弊慎重地做出选择
孕前5月	检测抗体	预防接种完成应该到医院进行检查，看身体是否产生了足够的抗体
孕前4月	口腔检查	考虑到治疗用药对胎儿的影响，孕期治疗牙齿会很棘手，所以最好提前检查和治疗
孕前3月	服用叶酸	每天服用0.4毫克的叶酸增补剂可以预防胎儿大部分神经管畸形的发生
孕前2月	口腔护理	一般来说，并不建议孕妇进行洗牙等口腔护理和保健。因此，应提前进行洗牙等清洁工作，消灭牙菌斑和牙结石等
孕前1月	放松心情	充分享受二人世界的甜蜜和温馨吧，你们可以随时迎来惊喜哟

计划怀孕前，可以留一年的时间准备，最少不低于6个月，潮爸潮妈为给胎宝宝一个良好的环境而努力吧！

PART 1

孕前准备

孕产知识先知道

1 卵子是这样产生的

女性的月经周期平均天数是28天，但每个人的周期长短有很大的差异。所以如果你的周期长于或短于28天都可以认为是正常的。但需要注意的是，如果你的周期不在一个大家通常认为的正常范围加减7天以内，你也许就不能在特定的时间内产生正常水平的某一激素从而引发排卵，不能为受精卵的着床提供良好的环境，从而影响到你的受孕。

月经周期

女性的月经周期是由体内一些激素之间复杂的相互作用引起的。如果你想怀孕，那么你体内这些激素的分泌水平必须在正常的范围内。

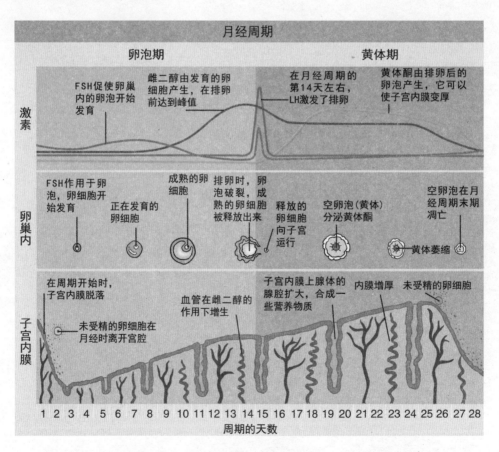

月经周期

卵泡期　　　　　　　　　　　　　　　黄体期

激素

FSH促使卵巢内的卵泡开始发育

雌二醇由发育的卵细胞产生，在排卵前达到峰值

在月经周期的第14天左右，LH激发了排卵

黄体酮由排卵后的卵泡产生，它可以使子宫内膜变厚

卵巢内

FSH作用于卵泡，卵细胞开始发育

正在发育的卵细胞

成熟的卵细胞

排卵时，卵泡破裂，成熟的卵细胞被释放出来

释放的卵细胞向子宫运行

空卵泡（黄体）分泌黄体酮

空卵泡在月经周期末期凋亡

黄体萎缩

子宫内膜

在周期开始时，子宫内膜脱落

未受精的卵细胞在月经时离开宫腔

血管在雌二醇的作用下增生

子宫内膜上腺体的腺腔扩大，合成一些营养物质

内膜增厚

未受精的卵细胞

1 2 3 4 5 6 7 8 9 10 11 12 13 14 15 16 17 18 19 20 21 22 23 24 25 26 27 28

周期的天数

2 重新认识精子

从青春期开始，男性的两个睾丸便以大约每天1亿个的速度源源不断地产生精子。

精子的组成

头部：其内为细胞核，细胞核中含有23条染色体，它负载着人类的遗传信息。其中的一条染色体为性染色体X或Y，它决定了胎儿是男宝宝还是女宝宝。

中间部分：包括与精子能量代谢相关的结构，能为精子游动提供能量。

尾部：长长的尾部能使得精子直线、快速地游动。

顶体帽　头部　中间部分，包含线粒体（供应能量的结构）　尾部

一侧睾丸每秒大约生成1500个精子，一次射精可以射出2.5亿~5亿个精子

精子的秉性

● 产生的时间很长，从产生到成熟需要90天。
● 一年365天，时刻有精子产生。
● 不耐高温，在高温下会死亡。
● 如果长期不用，积累的精子会老化、死亡。
● 喜欢碱性环境，不耐酸。
● 有效受精时间是48小时左右。
● 有尾巴，靠尾巴摆动前进。

您知道世界卫生组织所制定的精液正常的标准吗

● 液化时间，室温下，60分钟以内颜色为均匀的灰白色或略带黄色
● 2毫升≤精液量<7毫升为宜
● pH值7.2~7.8
● 精子密度≥20×10°/毫升
● 精子中呈直线迅速向前运动者≥50%
● 精子形态正常≥50%

3 生育的最佳年龄

男性最佳生育年龄

男性到了35岁以后，其体内的雄性激素开始衰减，平均每过一年其睾丸激素的分泌量就会下降1%，精子基因突变的概率也会增高，精子的数量和质量得不到保证，就会对胎儿的健康造成不利影响，所以，男性的最佳生育年龄为25~35岁。

女性最佳生育年龄

在20岁，女性已经进入性成熟期，但这只是女性生殖系统发育及卵巢生理的成熟，这个年龄的女性心理及社会年龄还不成熟，并不是最佳受孕年龄。女性在35岁以上，卵巢功能减退，卵子质量和受孕能力下降，受孕后胎儿发生畸形的概率增加，流产率和难产的发生率也会随年龄增长而提高，因此，尽量不要在35岁以上受孕。

女性在24~29岁时，生理成熟，卵子质量高，精力充沛，容易接受孕产、育儿方面的知识。若怀孕生育，分娩危险系数小，胎儿生长发育良好，产力和生殖道弹性好，有利于自然分娩；也有孕育和抚育婴儿的精力，因此女性最佳生育年龄是24~29岁。

4 受孕的最佳季节

一般来说，夏季气温比较高，人的食欲及睡眠都欠佳，体力和精力也较差，出汗多，喝水也多，容易导致水与电解质失衡，从而影响人体生殖细胞的质量。

7~8月受孕后，怀孕前3个月，正好是凉爽的秋季，经过孕早期的不适阶段后，此时孕妈妈食欲也开始增加，睡眠也有所改善，而且秋天水果、蔬菜新鲜可口，鸡、鱼、肉、蛋供应充足，对孕妈妈自身营养和胎宝宝的发育都十分有利。

7~8月受孕，还可以让最为敏感娇弱的孕早期避开寒冷和污染较严重的冬季，减少孕早期的致畸因素。

而且，宝宝出生的时间又是春暖花开的季节，风和日丽，气候适宜，便于对新生儿进行护理。这个季节衣着日渐单薄，婴儿洗澡不易受凉，卧室可以开窗换气，减少污染，有利于母婴健康。宝宝满月后又可抱到室外进行日光浴、空气浴，可以预防佝偻病的发生。妈妈多吃些蔬菜、水果和新鲜的鸡、鱼、肉、蛋，营养丰富，便于供给宝宝充足的母乳。同时，由于气候适当和营养丰富，产妇的伤口也易愈合。当盛夏来临时，妈妈和宝宝的抵抗力都已经得到加强，容易顺利度过酷暑。到了严冬时节，宝宝已经半岁，具有一定的抗病能力，也可顺利过冬了。

5 今天是排卵日吗

基础体温测量法

基础体温测量法是根据女性在月经周期中基础体温呈周期性变化的规律来推测排卵期的方法。一般情况下，排卵前，基础体温在36.6℃以下；排卵时，体温可稍下降；排卵后，基础体温上升0.3℃~0.5℃，持续14天，从排卵前3天到排卵后3天这段时间是容易受孕期，可作为受孕计划的参考。

测量体温的注意事项

用来测量基础体温的体温计，刻度最好能精确到0.05℃，精确到0.1℃的也可以。晚上睡觉前把体温计的刻度甩到35℃以下，放置在床边容易拿取、夜里翻身也不会碰到的地方，体温计周围不能有热源。

第二天醒来时不要翻身、伸懒腰、上厕所，把温度计放入口中静卧5分钟后，取出来记录温度。

经常倒班、上夜班、不能睡整夜觉的女性，可以将在一次睡眠满6个小时后醒来时测量的体温数值作为基础体温。

最好从月经来潮第一天开始，坚持每天按时测量体温。

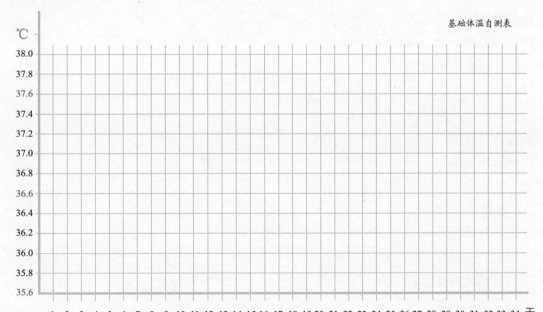

基础体温自测表

备孕女性可每天测量体温，并做标记，一个月后连成线，较高的那几天就是排卵后的黄体期。

记录基础体温

用体温计测量体温，然后在表格内相应位置上画圆点"·"标记，把各小圆点用线段连接起来，即成为基础体温曲线。记录时间从月经第一天起到下次月经开始的前一天止。

月经期间要注意观察并记录月经量：经量适中、正常时，用1个叉号"×"标记；经量较多时，记"××"；经量特别少时，用顿号"、"标记。

行房时，在体温圆点外加一圆圈，标记为"⊙"。另外，如果能达到性高潮，在⊙上方加上"↑"；有性兴奋但达不到高潮时，在⊙上加"—"标记；如果性感冷淡，则在⊙下方加"↓"标记。

在接近排卵期时，要特别留意阴道分泌物的情况，量多如流清涕、透明、拉丝长大于5厘米时，用3个加号"+++"在备注栏内相应位置做标记；拉丝长3～5厘米时，标记"++"；量不多且浑浊，拉丝长小于3厘米时，用"+"标记。有失眠、感冒、腹痛、阴道出血等特殊情况时，在备注栏内相应位置处加以说明。

接受检查、治疗或服药时，宜在备注栏内相应位置处做记录，在小方格中加"↑"表示开始，加"↓"表示结束。

基础体温示意图解析

有排卵的月经周期基础体温呈双向型，即月经前半期体温偏低，后半期体温偏高。发育成熟的女性，从月经期结束以后至排卵期开始前，其基础体温偏低，排卵期开始时基础体温降到较低点（有的人不降低），但仅为1天，此后至下一次月经开始前，体温持续升高0.3℃～0.5℃左右。在排卵前3天、排卵日和排卵后体温上升的第2天同房，能大大提高受孕率。

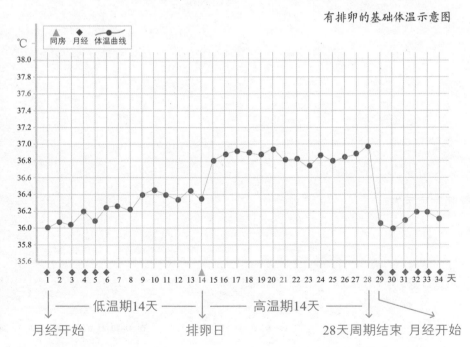

有排卵的基础体温示意图

6 日程表推测法

锁定易孕期

掌握自己的月经周期，用最短的月经周期减18，最长的月经周期减11就可以得出答案，例如你的月经周期是30~32天，用30－18＝12，32－11＝21，那么，易孕期就是12~21天，在这期间使用排卵试纸进行测试即可。考虑到精子和卵子的存活时间，一般将排卵日的前3天和后3天，连同排卵日在内共7天称为排卵期。在排卵期内同房容易受孕，所以，排卵期又称易受孕期。在预计排卵前的3天内和排卵后的3天内同房最容易怀孕。

排卵试纸使用方法

用洁净、干燥的容器收集尿液。收集尿液的最佳时间为上午10点至晚上8点。尽量采用每天同一时刻的尿样。将测试纸有箭头标志线的一端浸入尿液中，约3秒钟后取出，平放10~20分钟，观察结果。液面不可超过MAX线。

结果判定

阳性：在检测区（T）及控制区（C）各出现一条色带。T线与C线同样深，预测48小时内排卵，T线深于C线，预测12~24小时内排卵。

阴性：仅在控制区（C）出现一条色带，表明未出现黄体生成激素高峰或峰值已过。

无效：在控制区（C）未出现色带，表明检测失败或检测条无效。

January

Sun	Mon	Tue	Wed	Thu	Fri	Sat
		1	2	3	4	5
6	7	8	9	10	11	12
13	14	15	16	17	18	19
20	21	22	23	24	25	26
27	28	29	30	31		

温馨提示

每天测一次，如果发现阳性逐渐转强，就要提高检测频率了，最好每隔4小时测一次，尽量测到强阳性，排卵就发生在强阳转弱的时候，如果发现快速转弱，说明卵子要破壳而出了，要抓住强阳转弱的瞬间。

收集尿液前两小时应减少水分摄入，因为尿样稀释后会妨碍黄体生成激素高峰值的检测。注意，不能使用晨尿进行检测。

孕前营养饮食

1 孕前3个月要开始补充叶酸

叶酸对育龄女性和准妈妈非常重要。研究发现，怀孕早期缺乏叶酸是引起胎儿神经管畸形的主要原因。

神经管闭合发生在胚胎发育的3～4周，缺乏叶酸容易引起神经管不闭合而导致以脊柱裂和无脑畸形为主的神经管畸形。

很多女性在得知自己怀孕后才开始补充叶酸，这时已经是受精后的半个月了，这容易使早期胎儿的脑部和脊髓因得不到足够的叶酸而发育不全，从而导致脑部和脊髓缺陷的发生。因此，女性应在准备怀孕前就开始补充叶酸。

叶酸对整个孕期都非常重要，孕期，随着胎儿身体组织的迅速生长，需要大量叶酸（是平时需要量的1.5倍）来满足胎儿的需要。因此，准备怀孕的女性要从现在开始就注意补充叶酸了。

2 豆浆中的黄豆苷原对女性很有益

豆浆中含有的黄豆苷原特别适合女性。黄豆苷原是一种结构与雌激素相似，具有雌激素活性的植物性雌激素。许多女性由于雌激素不足而引起的种种不适，在日常生活中可以通过喝豆浆来解决。

实验发现，女性常喝豆浆，可以调节内分泌系统的功能，特别是体内雌激素与孕激素水平，使分泌周期变化保持正常。另外，长期饮用豆浆，还能有效预防乳腺癌、子宫癌和卵巢癌的发生。

此外，每天喝300~500毫升鲜豆浆，可以明显延缓皮肤衰老，使皮肤细白光洁。所以，甩开那些碳酸饮料，改喝新鲜的豆浆吧！

3 酸奶可调节身体的微生态环境

酸奶中含有大量保加利亚乳杆菌、乳酸杆菌和嗜酸乳杆菌等有益菌种，进入人体后，首先会在肠道中抑制致病菌和腐败菌的繁殖，调整肠道中菌群之间的平衡；接着经历7~14天后，就能在女性阴道中分离出乳酸杆菌。长期食用酸奶，对于将阴道内的菌群调节到正常状态非常有帮助。

因此，喝酸奶在品味美味饮料的同时，还可调整身体各处的微生态环境，是一举两得的好事。

现在，每天补充0.4克叶酸就能满足身体需要

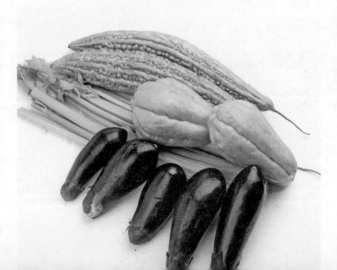

4 备孕妈妈的营养食谱

肉炒胡萝卜丝

有效补充叶酸

材料 胡萝卜 250 克，瘦猪肉 100 克。

调料 葱丝、姜丝各 5 克，料酒、酱油各 10 克，盐 2 克。

做法 1. 胡萝卜洗净，去皮切丝。猪肉洗净，切丝，用料酒、酱油腌制。

2. 锅置火上，放油烧热，用葱丝、姜丝炝锅。下入肉丝翻炒，至肉丝变色盛出。

3. 炒锅倒油烧热，放入胡萝卜丝煸炒一会儿，加入盐和适量水，稍焖。待胡萝卜丝烂熟时，加肉丝翻炒均匀即可。

滑炒鱼片

优质蛋白

材料 草鱼肉 300 克，黄瓜、胡萝卜各 100 克，水发木耳 40 克，鸡蛋清 50 克。

调料 葱丝、姜丝、蒜末、料酒、水淀粉各 5 克，高汤 20 克，白糖 8 克，盐 3 克。

做法 1. 草鱼肉洗净片成片，用鸡蛋清、水淀粉上浆。

2. 黄瓜洗净，切片；木耳洗净，撕成小朵；胡萝卜洗净，切片。

3. 将葱丝、姜丝、蒜末、白糖、料酒、水淀粉调成芡汁。

4. 锅置火上，放油烧热，放入胡萝卜片、木耳、盐、高汤，烧开后，倒入鱼片、黄瓜片翻炒熟，倒入芡汁炒匀即可。

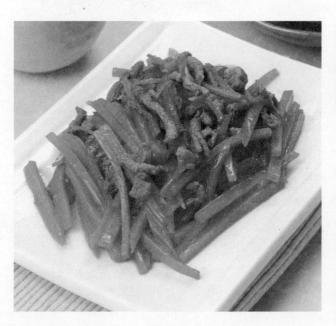

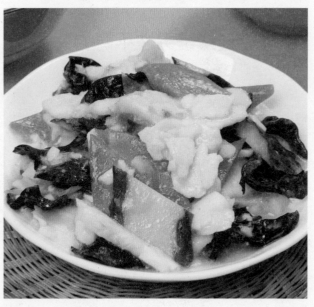

5 蜂蜜比较适合备孕男士

蜂蜜是蜜蜂采集了大量花粉酿造的产物，而花粉就是植物的雄性器官，花粉经过蜜蜂的酶作用后，里面含有大量的植物雄性激素，这种激素和人的垂体激素相仿，有明显的活跃性腺的生物特征，而男人的精子就是在垂体激素的控制下产生的。而且蜂蜜的糖极易被血液吸收，对精液的形成十分有益。如果再同时补充能刺激男性精子产生的维生素E，对男性作用更佳。

6 "起阳草"是男性的密友

韭菜，在药典上有"起阳草"的称号，是一种常见的蔬菜，具有一定的药用价值，除了可降低血脂外，助阳固精的作用也很突出。

韭菜中除含有蛋白质、脂肪、碳水化合物外，还含有丰富的胡萝卜素、维生素C以及钙、磷、铁等矿物质。医学研究证明，韭菜具有固精、助阳、补肾、治白带、暖腰膝的功能，适用于阳痿、早泄、遗精等症，是男性密友，可常吃。

7 番茄红素是男性不育的克星

医学研究发现，在一些水果中，如西瓜、葡萄、西红柿和某些贝壳类动物体内含有的番茄红素，能增加不育症男性的精子数量，提高精子的活力。

相关研究表明，那些不育症男性的体内通常番茄红素的含量偏低，而服用番茄红素3个月之后，男性精子的数量和活力都会有明显的改善，因此番茄红素被称为"男性不育的克星"。

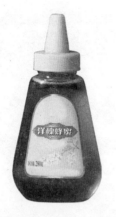

蜂蜜宜用温开水冲饮，过烫的水容易损害其营养

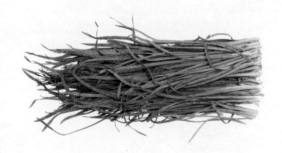

韭菜择洗干净，用淡盐水浸泡15分钟，冲洗干净，能有效减少其中的农药

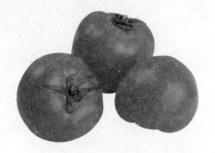

不宜食用未成熟的青色番茄，其含生物碱甙，容易引起轻微中毒

8 备孕爸爸的营养食谱

洋葱炒番茄

提高男性魅力

材料 番茄 200 克，洋葱 100 克。

调料 番茄酱 20 克，醋、白糖各 10 克，盐 2 克。

做法 1. 洋葱洗净，去老皮，切成滚刀块。

2. 番茄洗净，去蒂，切成块。

3. 锅置火上，放油烧热，放入洋葱块翻炒至变色，盛出沥油。

4. 锅底留油烧热，放入番茄酱、番茄块翻炒片刻。

5. 加洋葱翻炒几下。

6. 加盐、醋、白糖炒至入味即可。

麻辣韭菜

助阳固精

材料 韭菜 300 克。

调料 酱油 10 克，盐 2 克，辣椒粉、花椒粉各适量，水淀粉 15 克，鸡精少许。

做法 1. 韭菜择洗干净，沥干水分，切成小段（基本切碎）。

2. 在水淀粉中加入酱油、鸡精、盐、花椒粉，调成味汁待用。

3. 锅置火上，倒油烧至七成热，将锅端离火，放入辣椒粉炒香后放回火上。

4. 改大火放入韭菜，迅速翻炒十几下，放入味汁，翻炒均匀后关火即可。

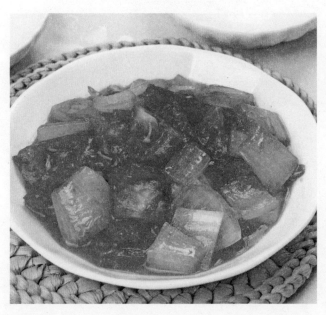

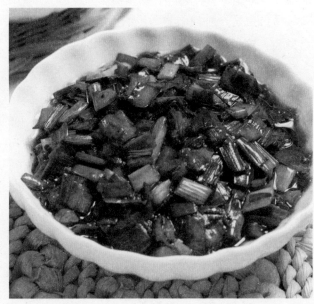

孕前生活安排

1 远离新装修的房子

家庭装修带来的污染对优生是个很大的威胁。装修材料中含有苯、甲醛等，对人体健康的损害是极大的，轻者可以引起呼吸道、消化道、神经系统、视力的慢性损害及高血压等疾病；重者可以致癌，如肺癌、白血病等。对女性来说，容易引起月经紊乱、不孕症；对已经怀孕的女性来说，容易导致妊娠并发症、胎儿不能正常发育、新生儿体质降低等。所以，准备生育的夫妻不要住在新装修的房子里，更不能住在用劣质材料装修的房子里。

2 小宠物暂时先送人吧

养宠物一方面可以为平淡的生活增添很多乐趣；另一方面，可以排遣人内心的孤独和寂寞，是情感的一种寄托。但是，宠物作为一种传染源，会直接传播人畜共患的疾病，如狂犬病、结核病、出血热、弓形虫病等。其中，以弓形虫病最为可怕。

弓形虫是一种肉眼看不见的小原虫，因形似弯弓得名，这种原虫寄生到人和动物体内会引起弓形虫病。一般来说，正常人感染弓形虫大多没有明显不适，可以自愈。但对准备怀孕或是孕早期的孕妈妈而言则非常危险，一旦不慎感染，很可能将弓形虫传染给胎宝宝，直接影响胎宝宝发育甚至导致胎儿畸形，还会引发流产、死胎、早产等。

所以，我们建议备孕女性或孕妈妈们若家中养了猫、狗、鸟等宠物，最好送给亲友或寄养在亲友家中。

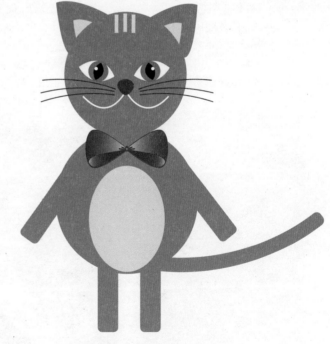

在宝宝出生后，也要离猫远点，
避免被抓伤

3 备孕女性应避开这些职业

女性如接触有机溶剂，如四氧化碳、三氯乙烯、甲苯、二甲苯及脂肪烃等，会导致生育能力下降，也有可能导致自然流产。

女性不宜接触以下行业	
✕ 干洗行业	接触氯乙烯、氯代烃
✕ 制鞋业	接触甲苯、正己烷丙酮
✕ 金属工业	接触的许多有机溶剂与受孕力下降有一定关系
✕ 农业、林业生产	农药喷洒等工作与子代白血病增高有关系
✕ 接触汽油、苯等的行业	其子代患急性淋巴及非淋巴结构白血病均见增高

4 备孕男性应避开这些职业

科学发现，男性在接触某些农药后，可使精子细胞内的脱氧核糖核酸（DNA）发生微妙变化，其妻子怀孕后的流产现象比一般人多，并有可能导致后代精神异常。

男性不宜接触以下行业	
✕ 接触重金属铅、镁等的工作	能破坏男性的血生精小管屏障，进而影响精子的生成过程
✕ 接触氨甲嘌呤、氯丙烷、氯乙烯等的工作	可以影响精原细胞
✕ 接触化学药品，如雌激素、补血平、氯丙嗪等的工作	影响精子的生存能力，并使畸形精子的数目大大增加
✕ 接触电离辐射的工作	性腺对电离辐射极为敏感，人类睾丸受到辐射后，可导致精子缺乏；胚胎和胎儿受到辐射后，会引起生长迟缓、小头畸形，并伴有智力障碍

孕前锻炼身体

1 步行

步行是很普及的有氧运动，只要有一双合适的鞋子、一套轻便的运动服，无论何时何地都能进行这项运动。每个人的身体状况不同，所适合的速度也不同。因此，找到适合自己的速度，轻松愉悦地进行步行运动是非常重要的。每天步行至少30分钟，坚持3个月以上。

2 慢跑

对于熟悉步行又想提高运动强度的人来说，慢跑是个相当不错的选择。要想使慢跑发挥出良好的效果，速度应以跑步时能和身边的人聊天为最佳。慢跑时不能摇摇晃晃或走"之"字形，因为跑步会加大关节的负担，如两脚承受的重量不一致，关节容易受损，甚至可能发生意外。

● 动作要领

目视前方，

挺胸、收腹。

双臂弯曲成90°，用力前后摆动。

脚跟先着地，然后是脚掌。

采取腹式呼吸的方式——深呼吸，吸气时肚皮鼓起；呼气时肚皮缩紧。

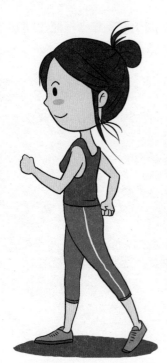

● 动作要领

目视前方，

挺胸、收腹。

跑步时要像步行一样，将两膝弯曲度降到最低限度。

脚跟先着地，然后是脚掌。

双手松握空拳，肘关节弯曲成90°，双臂以肩部为中心前后摆动。

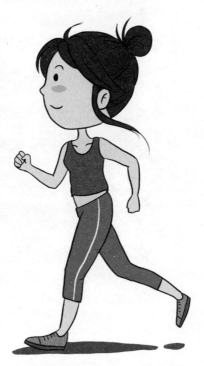

3 骑自行车

骑自行车能强化心肺功能，促进血液循环，锻炼女性的小腹。户外骑车能边骑边欣赏周边的景色，不会产生厌倦感，更容易坚持。骑自行车的时速为15千米者，每骑半小时可以休息5分钟。

● 要点

自行车座的高度不适合的话容易给膝盖造成负担，要调节好高度，以踏板处于最低位置时，两腿能伸直为最佳。

路面平坦时，勉强加速容易使人感到疲劳，因此，速度要均衡。

上坡时，速度会减慢，如果难以坚持，可以下车推着行走。

下坡时，速度会很快，存在安全隐患，要多加注意。

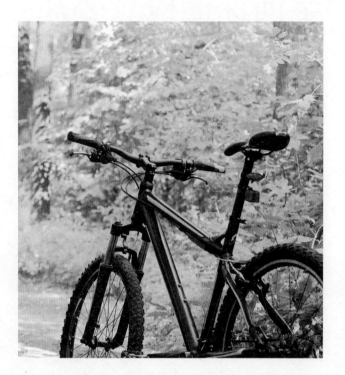

4 游泳

游泳能增强心肺功能，有助于锻炼人的身体柔韧性和耐力，能迅速消除疲劳，不会给身体带来负担。此外，游泳还可以有效缓解精神压力。

女性常见的月经不调、痛经、白带异常等疾病都忌冷水，因此，游泳对患有月经不调及相关疾病的女性并不适合。游泳适合于没有妇科疾病的困扰、精神压力过大的女性。

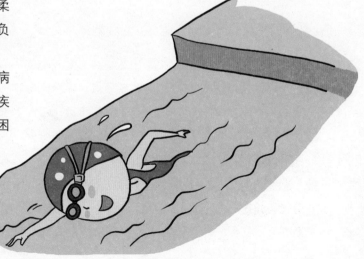

孕前保健检查必知

孕期保健是通过评估和改善计划妊娠夫妇的健康状况，降低或消除导致出生缺陷等不良妊娠结局的危险因素，预防出生缺陷发生，提高出生人口素质，是孕期保健的前提。

对计划妊娠的夫妇进行孕前健康教育与指导

1. 有准备、有计划的妊娠，避免高龄妊娠。

2. 合理营养，控制体质量（体重）增加。

3. 补充叶酸0.4~0.8 mg／d，或经循证医学验证的含叶酸的复合维生素。既往发生过神经管缺陷(NTD)的孕妇，则需每天补充叶酸4 mg。

4. 有遗传病、慢性疾病和传染病而准备妊娠的妇女，应予以评估并指导。

5. 合理用药，避免使用可能影响胎儿正常发育的药物。

6. 避免接触生活及职业环境中的有毒有害物质(如放射线、高温、铅、汞、苯、砷、农药等)，避免密切接触宠物。

7. 改变不良的生活习惯（如吸烟、酗酒、吸毒等）及生活方式；避免高强度的工作、高噪音环境和家庭。

8. 保持心理健康，解除精神压力，预防孕期及产后心理问题的发生。

9. 合理选择运动方式。

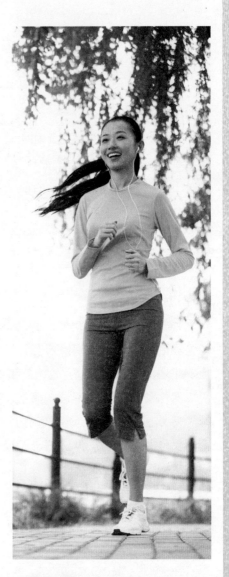

常规保健

1. 询问准备妊娠夫妻的健康状况。

2. 评估既往慢性疾病史，家族和遗传病史，不宜妊娠者应及时告之。

3. 详细了解不良孕产史。

4. 妊娠夫妻的生活方式、饮食营养、职业状况及工作环境、运动（劳动）情况、家庭暴力、人际关系等。

5. 身体常规检查：测量血压、体质量，计算体质数（BMI），BMI=体质量（kg）/身高（m）^{2}。

6. 常规妇科检查。

以上产检项目可作为孕妈妈的产检参考，一些辅助产检项目以医院和医生提供的建议为准。

PART 2

孕1月

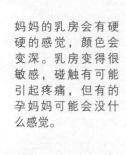

妈妈的乳房会有硬硬的感觉，颜色会变深。乳房变得很敏感，碰触有可能引起疼痛，但有的孕妈妈可能会没什么感觉。

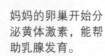

妈妈的卵巢开始分泌黄体激素，能帮助乳腺发育。

囊泡部位：囊泡的一部分会附着在子宫壁上，形成最为原始的胎盘。

宝宝部位：囊泡的另一部分会发育成为胎宝宝。

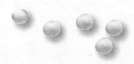

孕1月末期，胎宝宝身长0.5~1厘米，体重约1克，相当于5颗黄豆的重量。

保持快乐心情

1 情绪要保持稳定

人的情绪变化与内分泌有关，如果孕妈妈在怀孕期间能够保持快乐的心情，宝宝出生后一般性情平和，情绪稳定，不经常哭闹，还能很快地形成良好的生活规律，有规律地睡眠、排便、进食等。一般来讲，这样的宝宝，智商、情商指数都比较高。而且，孕妈妈身心健康有利于改善胎盘供血量，促进胎宝宝的健康发育。所以，孕妈妈们每天都要保持好心情。

2 老公要和孕妈妈保持亲密交流

做好孕妈妈的营养和保健工作

怀孕的妻子一个人要负责摄取两个人的营养，生活非常劳累。如果营养不足或食欲不佳，不仅会使妻子体力不支，而且会严重地影响胎宝宝的智力发育。因为，宝宝智力形成的物质基础，有2/3是在胚胎期形成的。所以丈夫要关心妻子孕期的营养问题，尽心尽力地当好妻子和胎宝宝的"后勤部长"。

尽力让孕妈妈的生活丰富多彩

早晨陪妻子一起到环境清新的公园、树林或田野中散步，做做早操，嘱咐妻子白天晒晒太阳。妻子感受到丈夫的温馨体贴后，心情会更加舒畅惬意，对胎宝宝的发育也有好处。

幽默让生活更快乐

孕妈妈由于妊娠后体内激素分泌变化大，会产生种种令人不适的妊娠反应，因而情绪不太稳定，此时的她特别需要向丈夫倾诉。这时，丈夫要用风趣的语言以及幽默的笑话宽慰和开导妻子，这是稳定妻子情绪的良方。

跟孕妈妈一起和胎宝宝互动

丈夫对妻子的体贴与关心，爸爸对胎宝宝的抚摸与"交谈"，都是生动有效的情绪胎教。

3 充电让孕妈妈更平和

怀孕了，并不是自己事业的一个终结点。实际上，孕期刚好给女人们提供了一个正大光明的学习时间，不怕耽误工作，也不怕没时间学。孕期充电，俨然成为这280天中的时髦事。孕妈妈爱学习，也是好的胎教内容，不妨为自己找到兴趣点，让孕期生活变得饱满生动起来吧。

可以学习这些：插花、烹饪、考研、考公务员、学国画等。

轻松胎教方案

1 胎教，自己喜欢最重要

现在，胎宝宝连个影子都没有，但是着急的准爸爸孕妈妈已经在想着要给他们的胎宝宝什么样的教育了。实际上，胎教是自由的，采取何种形式并不是最重要的，只要安全，只要能够让孕妈妈平静、愉悦，能与胎宝宝产生情感和心灵上的沟通和互动，就是好的胎教。在本书中，我们提供了很多胎教素材，孕妈妈可以按照自己的习惯和喜好，从中选择最愿意做的，并且可以发挥想象，用自己的方法与胎宝宝交流互动。

2 心情愉悦是最好的胎教时机

愉悦的情绪，能够让人的血液中氧气充足，也有利于妈妈和宝宝保持平静、放松的状态。在这种情况下，胎宝宝更愿意接触外面的世界，也更具好奇心，并具有孕妈妈乐观、愉快的个性。相反，孕妈妈经常处在紧张、忧伤等情绪当中，生出的宝宝也容易身体功能失调、躁动不安，易受惊吓。

因此，只要孕妈妈感到舒适，并且感到胎宝宝在醒着，就可以随时将自己听到的、看到的与胎宝宝分享。但需要注意的是，听胎教音乐的时间不可太长，每次控制在20分钟以内，刚开始实行胎教时，时间更要短一些，毕竟胎宝宝需要的是休息。

3 多给胎宝宝重复

要知道，胎宝宝不怕重复，更喜欢熟悉的东西，一次又一次，不厌其烦。所以，有一天你会发现，当听到你为他唱一首熟悉的歌曲或背诵一首熟悉的歌谣时，他会轻轻蠕动。

所以，对你和宝宝都喜欢的东西，就不厌其烦地重复吧。在和宝宝聊天时，在听音乐、讲故事时，都尽量选择宝宝熟悉的内容，这样胎宝宝会更有兴趣。

4 随时关注胎宝宝

胎宝宝是一个有感知、有情绪的生命，渴望得到爸爸妈妈的关心。因此，准妈妈准爸爸要让宝宝感受到你们在关注他。早上跟他打声招呼，晚上跟他道声晚安，一定要让他随时感受到你们的爱。

5 斯瑟蒂克胎教法

1. 经常用悦耳、快乐的声音唱歌给胎宝宝听。

2. 多播放旋律优美、节奏明快的音乐或歌曲，将幸福与爱的感觉传递给胎儿。

3. 进行"子宫对话"。斯瑟蒂克夫人每次怀孕时都会不停地跟自己的孩子对话，从早上起床到晚上就寝，一天里在做什么、想什么，都跟胎宝宝说。孩子出生以后，她一直坚持用深情的声音呼唤孩子的小名。不仅如此，她还为他们唱歌、讲故事，陪他们玩。

4. 阅读有图画的书籍。斯瑟蒂克夫人经常给胎宝宝朗读有美丽图画的童话书。插画色彩鲜明、文字内容丰富的童话书把子宫对话的内容变得更为丰富。

5. 巧妙地运用闪光卡片。在白色的纸上，运用各种色彩来描绘文字或数字，加强视觉效果。教文字时，除反复念之外，还要用手描绘字形，并牢牢记住文字的形状与颜色，而且要有形象化的解说，以 A 为例，如Apple，跟胎宝宝说这是苹果，是很好吃又很有营养的水果。

6. 增长见识。出外散步，无论看到什么，如车辆、商品、行人、植物，都可以将它们变成有趣的话题，细致地描绘给胎宝宝听。例如路上遇见邮差，便告诉胎宝宝邮差穿什么样的制服、邮差可以帮我们送信等。

7. 与早教衔接。等宝宝出生以后，最好把胎教所用过的东西放在宝宝的面前，如此一来，宝宝会慢慢回忆起以前学过的东西。

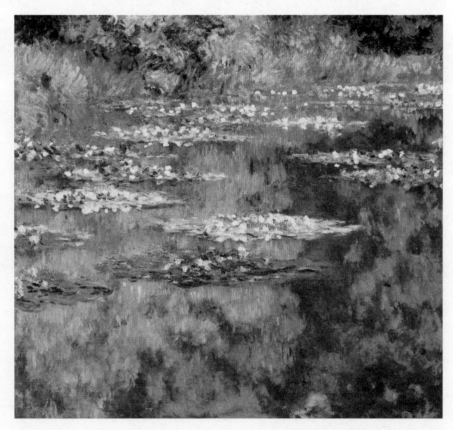

多欣赏名画，宁静心灵，提升修养

营养饮食

1 关键营养素叶酸

妊娠早期是胎儿神经器官发育的关键期，孕妈妈补充叶酸可以有效地防止贫血、早产，预防胎儿神经管畸形。除了遵照医嘱口服叶酸片来保证每日所需的叶酸之外，孕妈妈还可以多吃些富含叶酸的食物，如面包、面条、白米和面粉以及牛肝菌、菠菜、龙须菜、芦笋、豆类、苹果、柑橘、橙子等。一般来说，孕妈妈应从备孕前3个月就开始补充叶酸。

叶酸是孕前3个月需要特别补充的营养素，它可以预防胎儿神经管畸形。由于饮食习惯的影响，我国约有30%的育龄女性缺乏叶酸，北方农村更为严重。因此，建议准备怀孕的女性在计划怀孕前3个月就开始补充叶酸，每天摄入400~800微克为宜。生育过神经管畸形儿者，孕前应服用4毫克/日。

2 口服叶酸补充剂多少是适宜的

选择叶酸补充剂或者孕妇多维片也是补充叶酸的好方法。人体内叶酸的总量为5~6毫克，但人体不能合成叶酸，只能从食物中摄取，加以消化吸收。孕妈妈可以在医生的指导下补充叶酸片，量保持在400~800微克，就可以满足孕妈妈的身体所需和胎宝宝的生长需求。

叶酸虽能预防胎宝宝的神经管畸形，但并不是越多越好。过量摄入叶酸会导致某些进行性的、未知的神经损害。临床显示，孕妈妈对叶酸的日摄入量可耐受上限为1000微克，每天摄入800微克的叶酸对预防宝宝神经管畸形等就很有效。

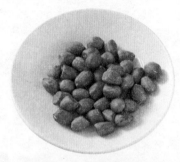

花生热量高，一小把花生就相当于一碗饭的热量，最佳食用量为每天20克

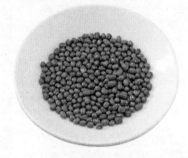

绿豆中的维生素和有机酸容易因长时间加热受到破坏而降低作用。最好用热水和绿豆一起快煮

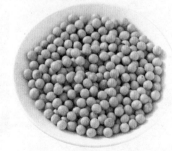

糙米中富含B族维生素及多种微量矿物质，适宜和黄豆搭配，能营养均衡、功效加倍

3 富含叶酸的食物

食材	叶酸含量 （微克/100可食部）	食材	叶酸含量 （微克/100可食部）
大豆	130.2	紫菜	116.7
绿豆	393	榴莲	116.9
腐竹	147.6	核桃	102.6
豌豆（鲜）	82.6	花生米	107.5
香菜	148.8	莲子	88.4
茼蒿	114.3	猪肝	335.2
茴香	120.9	鸡蛋	113.3
香菇（干）	135	鸭蛋	125.4

4 孕1月一日食谱推荐

餐次	时间	食谱参考
早餐	7：00—8：00	牛奶150毫升，猪肚大米粥1碗，花卷1~2个，蔬菜适量
加餐	10：00	果汁配消化饼适量
午餐	12：00—12：30	米饭100克，菠菜炒猪肝100克，黑木耳炒黄花菜100克，菠菜鸡蛋汤适量
加餐	15：00	吃些坚果，如核桃、花生、腰果、开心果等
晚餐	18：00—18：30	荞麦面条1碗，烤馒头片50克，豆芽蘑菇汤适量
加餐	21：00	牛奶200毫升，威化饼干2片

健康生活须知

1 从现在开始就慎用化妆品

×谨慎使用的化妆品		√相对安全的化妆品	
口红	含有羊毛脂，容易吸附空气中各种对人体有害的重金属和微量元素，也容易吸附大肠杆菌，对胎宝宝的健康不利	宝宝油、宝宝霜	宝宝护肤品一般含化学添加剂较少，性质温和，刺激性低，具有基础的保湿润肤效果，如强生、贝亲、新安怡等品牌，都是不错的选择
指甲油	大多数以硝化纤维为基料，配以丙酮、乙酯、丁酯、苯二甲酸等化学溶剂、增塑剂及各色燃料制成，对孕妈妈和胎宝宝都有一定的毒害作用	纯植物护肤品	植物护肤品用料比较天然，很少有过敏的情况发生。但市售的此类护肤品鱼龙混杂，购买时需要擦亮眼睛，选择正规厂家的正规品牌
美白祛斑霜	一般含有铅和汞，长期使用会严重危害人体的神经、消化道和泌尿系统	孕妇专用护肤品	这是针对孕妇设计的，专业性强，安全无刺激，整个孕期都能使用。一般来说，好的品牌如十月天使、孕肤宝、康恩贝等都比较专业

2 怀孕征兆知多少

基础体温上升

即使到了月经期，基础体温也不会下降，反而会继续升高。36.7℃～37.2℃的低热状态会一直持续到怀孕13～14周，所以高温状态持续3周以上，基本可以确定为怀孕。

停经

停经是最大的妊娠变化。对于月经周期稳定的女性，如果月经推迟1周以上，基本可以确定为怀孕。但也不要急于判断，也有环境变化或精神刺激引起月经推迟或闭经的可能。

乳房变化

乳房变化很像月经前期的状态，只是变化更加明显了。对于接触、温度的变化也比平时敏感，乳头触到内衣会疼痛，乳房变得更加柔软丰盈，乳头、乳晕颜色加深，乳晕上细小的孔腺变大。

困乏劳累

如果你此时已经怀孕了，那么你会感到容易劳累，睡眠时间有所增加，这是激素变化造成的。

白带增多

怀孕时白带开始增多。如果白带太多，可能患有阴道炎症；如果白带呈红色出血状，一定要向专家咨询。

晨吐

怀孕之后最明显的征兆之一就是呕吐，可能你会对某些气味特别敏感，以及特别讨厌某些食物。

3 早孕试纸怎样使用

验孕纸是通过检测尿液中的HCG值来判断是否妊娠的。在同房后的14天左右，能通过你的尿液检验出你是否怀孕。这种方法简单快捷，准确率可以达到98%~99%。

操作方法：用干净的容器收集尿液，最好是早晨第一次尿液。将验孕纸标有箭头的一端浸入装有尿液的容器中，3~5秒后取出平放，在30秒~5分钟内观察结果。

结果A：只显示一条红线，是阴性，说明没有怀孕。

结果B：显示一深一浅两条红线，表示可能怀孕或刚怀孕不久，需要隔天用晨尿再测一次。

结果C：显示明显的两条红线，是阳性，说明已经怀孕了。

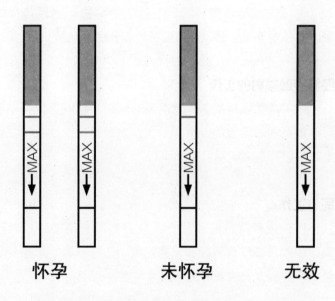

怀孕　　　　未怀孕　　　　无效

哇！试纸上有"中队长"的符号。恭喜你，怀孕了

职场我最大

1 做好生or升的选择题

已婚职业女性面临的艰难选择就是事业与孩子，但别为此过于焦虑。实际上，有很多职业女性将家庭、事业进行了合理的安排，做到了怀孕、工作两不误。

如果你从事的工作本身会给自己带来危险，为了自己和宝宝的健康，你必须要有所取舍。如果是普通工作，可根据个人身体状况来决定怀孕后是否继续工作。

化工生产工作

化工生产工作者经常会接触化学毒物，或经常接触铅、镉、甲基汞等重金属，会增加流产和死胎的危险性。

经常接触辐射的工作

经常接触辐射的工作要远离。辐射虽然看不见摸不着，但对孕妈妈和胎宝宝的危害却很大，如医疗或工业生产放射室、电离辐射研究及电视机生产等。

医务工作

在传染病流行时，医务人员容易因密切接触患者而被感染。一些传染性病毒，如风疹病毒、流感病毒、麻疹病毒、水痘病毒对胎宝宝的发育影响较为严重。

其他

高温作业、振动作业、在噪声环境中工作、长期站立工作等，应在怀孕期间尽量避开。

温馨提示

1.职场妈妈，相信自己，既要有效率地工作，又能很好地照顾宝宝。

2.怀孕后孕妈妈身体抵抗力下降，稍有不慎就容易引发感冒。所以，孕妈妈平时就要注意保暖，尤其是在早晚上下班的时候，一定不要为了苗条或其他原因而穿得过于单薄。若不小心感冒，切不可乱服感冒药，要多听从医生的建议。

2 职场孕妈妈的权利

职场孕妈妈受到法律的保护，拥有一些特殊权利，《妇女权益保护法》和《女职工劳动保护规定》中都有规定，孕妈妈了解一下，必要时，可以用法律保护自己的权益。

不被辞退

工作单位没有权利因怀孕、休产假、哺乳等情形，降低孕妈妈工资标准或辞退孕妈妈。

产检时间也算劳动时间

孕妈妈按照医务部门要求在工作时间内进行产前检查，算作劳动时间，按出勤对待。

规定劳动时间和劳动安全

孕妈妈的劳动强度和劳动时间有规定：不能安排孕妈妈从事第三级劳动强度的劳动以及孕期禁忌从事的劳动；不能延长劳动时间；不能胜任原劳动的，根据医务部门的证明，减轻劳动强度或改为其他劳动；在劳动时间内安排一定的休息时间；怀孕7个月以上，不得安排其延长工作时间和夜班劳动。

产假

孕妈妈可以享受98天产假，其中产前可以休假15天；难产的，增加产假15天；多胞胎的，每多生育1个婴儿，增加产假15天。孕妈妈怀孕未满4个月流产的，享受15天产假；怀孕满4个月流产的，享受42天产假。

医疗报销

现在实行社会统筹保险后，关于女职工生育待遇问题也有新的规定。根据《女职工生育保险条例》规定，已经参加生育保险的女职工、分娩前的检查费、接生费、手术费、住院费和药费，由社会保险机构按照一定的标准进行支付。

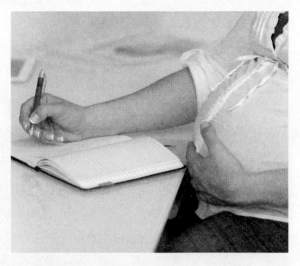

职场孕妈妈也不能以怀孕为借口请太多假或推脱应做的工作，否则会影响你的职场形象

运动休闲

1 孕早期的运动特点是慢

怀孕前3个月，胚胎还处在发育阶段，因为胎盘和母体子宫壁的连接还不紧密，很可能由于动作的不当使子宫受到震动，使胎盘脱落而造成流产。因此，尽量选择慢一些的运动，像跳跃、扭曲或快速旋转这样的运动千万不能做。

2 运动时的注意事项

运动前应向医生咨询，了解何种运动适合自己。

运动时应穿着宽松的服装和合脚的平底鞋，如果下水游泳，应穿专门为孕妇设计的游泳衣。

运动前和运动时要喝足够的水，运动中要注意多休息。

不要在太热或太潮湿的环境里活动。

运动前后一定要进行热身和放松活动，尤其要注意活动韧带部位。

温馨提示

散步前要认真考虑好路线，避开车多、人多和台阶多、坡度陡的地方。散步时要留心周围的车辆、行人以及玩耍的儿童，不要被撞到。散步途中感到有些不舒服时，应当找一个安全、干净的地方稍事休息。在散步的过程中还可同时活动一下四肢，进行多方面的锻炼。

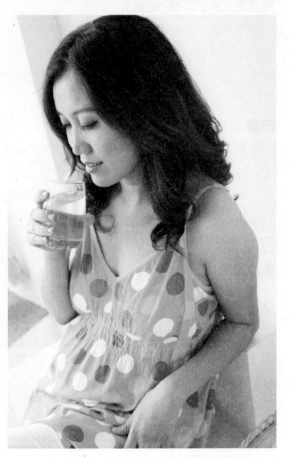

孕妈妈外出运动会流失一些水分，所以外出前要喝够水，保证身体的正常工作，有利于胎宝宝的健康成长

3 散步是适合整个孕期的活动

　　孕妈妈每天保证15～20分钟的散步时间，对母子都有益处。最好能在空气比较清新的环境中散步，别走得时间过长或走得过快。刚开始时，可将步子放慢些，每日早上起床后和晚饭后可散散步，并适当增加些爬坡运动。散步的时间和距离以自己的感觉来调整，以不觉劳累为宜。散步时不要走得太急，要慢慢地走，以免对身体震动太大或造成疲劳。孕早期散步，最初5分钟要慢走，做一下热身运动；最后5分钟也要慢些走，使身体稍微晾晾汗。

　　散步时衣服穿着应便于行动，鞋跟不要太高，最好是软底的运动鞋。夏天或冬天应注意防暑、防寒。大雾或雨雪天时就不要再去散步了，以免发生意外。

4 做让人身心宁静的瑜伽

　　在做胎教之前，要让自己放松平静下来，这样胎教才更有效。可是很多孕妈妈都是第一次怀孕，多数会比较紧张焦虑，下面介绍几种简单的孕期瑜伽放松功，能帮助孕妈妈很快地平静下来。

枕臂侧躺

　　侧躺(任意一边)，曲臂枕于头下，另一只胳臂置于弯曲的大腿上，置于底下的大腿保持放松伸直的姿势，置于其上的大腿稍微弯曲。时间以舒服为度，做完一侧后以同样方式换另一侧。

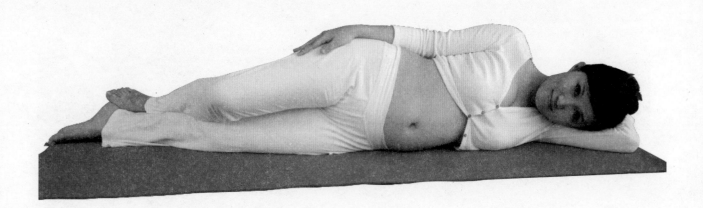

坐姿聆听

坐在瑜伽垫、床上或毯子上，背靠墙，或者坐在椅子上，靠住椅背，双腿盘起，手臂自然放松，双手手心朝上，放在大腿上。颈部、脸部放松。聆听有节律的细微的声音，或听些轻柔的音乐。保持10分钟。

瑜伽呼吸

选择一个舒适的姿势盘坐在垫子上，两脚掌心相对。双手分别放在腹部和胸部上，脊背中正，双肩自然放松。双眼微闭，保持呼吸，让你的双手去感受你的呼吸。保持姿势，时间为3～5次呼吸。

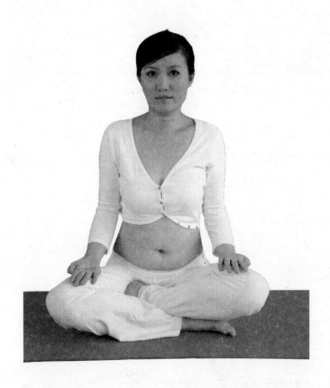
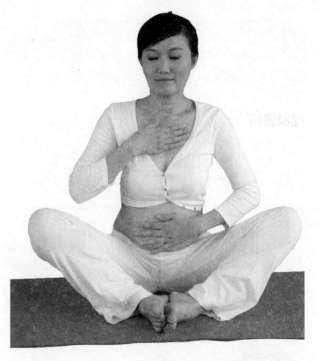

疾病与用药

1 妊娠期药物选择8原则

早孕期尽量不用药，对原有疾病服药的孕妈妈，暂时停用可停用的药物，不能停用的改为对胎儿影响最小的药物。孕中期、晚期、分娩期或哺乳期用药必须考虑到对新生儿的影响，要权衡一下。

用药必须有明确的指征，并对治疗孕妈妈的疾病有益。孕妈妈患病时，也不是一味不用药，因为疾病严重时，对孕妈妈和胎宝宝也会造成不利影响。

尽可能选用FDA分类中对胚胎或胎儿没有影响或影响相对较小的药物。少用或不用新上市虽然有动物实验，但缺乏临床资料的药物。

用药应注意具体怀孕的孕周，了解胚胎或胎儿的发育阶段，这一点可以咨询专业的医生。

严格掌握用药的剂量及持续时间，严禁用药量过大，时间也不宜过长，应及时调整剂量和适时停药。

对患有危及孕妈妈健康生命的疾病，必须用药时，药物可能对胎儿有不良影响放在次要考虑，权衡利弊。

两种以上药物有同样疗效时，应选用对胎儿危害较小的药物。一种药物治疗有效时，尽可能不联合用药。

分娩后立即调整用药或停药，特别是对妊娠期并发症的用药，大多数要停药。

2 孕妈妈应远离的中药

中药	名称	原因分析
活血破气类	桃仁、红花、三棱、莪术、泽兰、苏木、刘寄奴、益母草、牛膝、水蛭、乳香、没药等	活血，可使血液循环加速，"迫血随气行"，气乱则无力固胎，容易引起流产
滑利攻下类	滑石、冬葵子、甘遂、大戟、芫花、薏苡根、巴豆、牵牛子、木通等	多具通利小便、泻下通府的作用，有伤阴耗气之弊，气耗则胎失固摄，易发生流产
大辛大热类	附子、肉桂、川乌、草乌等	辛热而燥，辛热走窜迫而妄行，燥能伤津，对胎儿有不同程度的毒性，并有堕胎之弊
芳香渗透类	麝香、草果、丁香、降香等	多辛温香燥，有疏通气机的作用。气行则血止，以致迫胎外出
有毒类	水银、朱砂、蜈蚣等	会直接伤胎、腐胎，是绝对禁止使用的

3 孕妈妈要看懂药物等级分类

对孕妈妈用药，还是要根据药物可能对胎儿的危险性来判断，美国药物和食品管理局于1979年根据动物实验和临床实践经验，将药物分为A、B、C、D、X五类。

A类（安全）

动物实验和临床观察未见对胎儿有害，是最安全的一类药物。此类药物极少，维生素属于此类药物，如B族维生素、维生素C、维生素E、叶酸等。但需要注意的是，正常范围剂量的，如维生素A等属于A类药物，而大剂量的维生素A，每日剂量2万IU，即可致畸，属于X类药物。

B类（相对安全）

动物实验显示对胎宝宝有危害，但临床研究未能证实，或动物实验未发现有致畸作用，但无临床验证资料。此类药物也不是很多，日常的抗生素均属于此类。如所有的青霉素族、绝大多数的头孢菌素类药物都是B类药物。另外，甲硝唑、林可霉素、红霉素、乙胺丁醇、吲哚美辛、布洛芬、西地兰、泼尼松等也是B类药物。

C类（相对危险）

抗生素中喹诺酮类药物，如氧氟沙星；部分抗结核药如异烟肼；抗病毒药，大多属于C类，如阿昔洛韦及治疗AIDS并的齐多夫定；部分抗癫痫药和镇静剂如巴比妥、戊巴比妥；拟胆碱药、抗胆碱药均属C类；部分拟肾上腺素药，如肾上腺素、麻黄碱、德罗巴按等；降压药中甲基多巴、哌唑嗪；所有常用的血管扩张药，如分安拉明、安拉唑林；利尿剂中呋塞米（速尿）、甘露醇均为C类药。在肾上腺皮质激素类药物中，倍他米松及地塞米松均属于C类药物。

D类（危险）

临床有一定资料表明对胎儿有危害的迹象，抗生素中四环素族、氨基糖苷类药物；抗肿瘤药几乎都是D类药物；中枢神经系统镇痛药，小剂量使用为B类药，大剂量使用则为D类药。

抗癫痫药中有不少是D类药，如扑痫酮、三甲双酮、镇静和催眠药中地西凉（安定）、氯氮卓（利眠宁）、甲丙氨酯（眠尔通）及奥沙西泮。

利尿剂中氢氯噻嗪（双氢克尿噻）、依他尼酸（利尿剂）、阿司匹林、双水杨酸、水杨酸钠小剂量使用时为C类药，但长期大剂量服用时属D类药物。

所以，D类药是在治疗孕妈妈疾病疗效肯定，又无代替药物，其效益明显超过其危害时，才考虑应用。

X类（高度危险）

其中，最为出名的是沙利度胺（反应停）。性激素己烯雌酚、大剂量维生素A、大量乙醇、镇静药中氟西泮（氟安定）、氟硝西泮（氟硝基安定）均属于X类药物，抗肿瘤药物氨基蝶呤也属于此类药物。

孕妈妈在用药时，尽可能选用A或B类药，对C类药的使用要谨慎。如果有可以替代的药物则选用可以替代的药。

PART 3

孕2月

孕2月的妈妈和宝宝

眼睛：开始形成，但眼睑还没有形成。

心脏：开始有规律地跳动。

脊柱：脊柱和脊椎让宝宝的身体稳定，并容纳着脊髓。

大脑：脊柱顶端部位有肿胀的小圆块，即为原始大脑。

四肢：有刚开始出现的"胎芽"，即为四肢，但表面上呈不规则的凸起状。

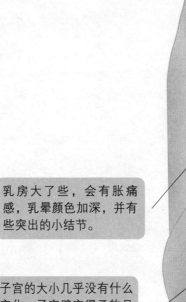

乳房大了些，会有胀痛感，乳晕颜色加深，并有些突出的小结节。

子宫的大小几乎没有什么变化，子宫壁变得柔软且稍微增厚了点，为受精卵着床做好了准备。

孕2月末期，胎宝宝的身长约2.5厘米，体重约4克，相当于1个小樱桃的重量

保持快乐心情

1 排除不必要的担心

妊娠会给孕妈妈添加许多烦恼，如忧虑胎宝宝的发育、性别；担心分娩疼痛、难产；担心产后无奶、体形变化等。其实这大可不必，孕妈妈应该清楚地认识到，只要坚持进行必要的孕期日常保健，胎宝宝一定会很健康，通过饮食和运动调节，自己的体质也可以变得更好，还会变得更有女人味呢。另外，现在的医疗技术水平已经有了很大的提高，孕妈妈应该相信医生，即使发生了一些意外情况，医生也能够采取及时的医疗措施来保证母子平安。不要因为分娩而感到过分紧张和恐惧，要知道分娩只是一个自然的生理过程，人类一直以来就是用这种方式繁衍的，所以，你也一定能够顺其自然地应付下来。应该以坦然、平静的心态面对生产，这样胎宝宝出生的时候也会和你一样勇敢和自信。

2 尽快转移不良情绪

当孕妈妈在生活中遭遇挫折或者不愉快的事情时，要通过合理的方式进行自我宣泄。转移注意力是一种不错的方法，离开让你感觉不愉快的地方，或者做另外一件能够让你开心的事，如听听音乐、相声，看电视小品，欣赏山水风景画册，出去散步，上街购物等，也可以向密友倾诉，写日记或找同样处境的人交谈，用这些事将不良情绪转移掉。

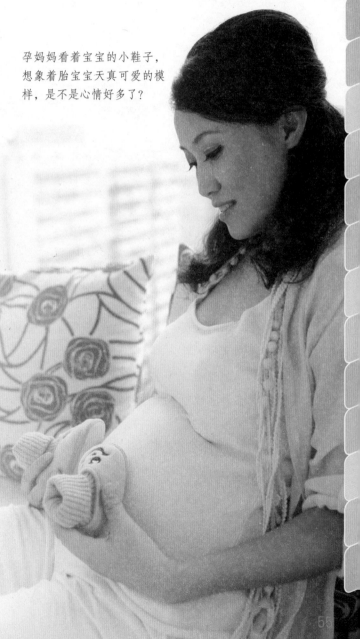

孕妈妈看着宝宝的小鞋子，想象着胎宝宝天真可爱的模样，是不是心情好多了？

55

轻松胎教方案

1 胎教故事：《橘子月亮》

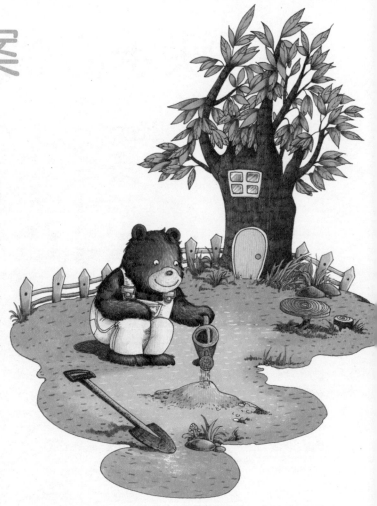

中秋节到了，小鹿送给笨笨熊一大筐橘子。橘子真甜啊，笨笨熊停不了嘴，很快就只剩下一个了。笨笨熊想，要是能有一棵橘子树就好了。于是他将最后那个橘子种在了院子里，每天浇一桶牛奶。

一个星期过去了，怎么还不见橘子树呢？笨笨熊在地里挖啊挖，怎么都找不到那个橘子了。笨笨熊问小猴："是你偷了我的橘子吗？"小猴说："是啊。你看天上，我把你的橘子种天上去了。"

笨笨熊抬眼一看，天上果然有个圆圆黄黄的大橘子，周围还有好多橘子籽。于是他说："谢谢你，小猴子。"

一个星期过去了，笨笨熊发现，糟了，圆圆的大橘子只剩下一半了。

笨笨熊跑去问淘气狗："你见到谁偷吃我的橘子了吗？我在天上种的橘子就剩半个了。"

淘气狗抬头一望，说："哎呀，那是一口大金锅，里头全是好吃的。"笨笨熊气坏了，跑到院子里坐着，看谁去偷吃橘子。可是一个星期过去了，笨笨熊发现，橘子就剩下一瓣了，橘子籽倒是越来越多。

笨笨熊很伤心，在家里蒙头大睡，一个星期后，他再看一眼天上：哎呀，那瓣橘子长成大半个了。又过了一个星期，笨笨熊发现：橘子变圆了，看起来鲜美多汁。

可是夜里一声惊雷，笨笨熊抬眼一看：天上的橘子不见了！笨笨熊找啊找，怎么都找不到，它坐在一棵大树下伤心地哭了。"咚"，好像有什么东西滚进怀里，"呀，天上的大橘子掉下来了。"

第二天，笨笨熊把橘子一瓣一瓣送给朋友们。剩下最后一瓣，他咽了口口水，把它种到了院子里。

2 欣赏古诗《采莲曲》

采莲曲

王昌龄

荷叶罗裙一色裁，芙蓉向脸两边开。

乱入池中看不见，闻歌始觉有人来。

　　这首诗描写了江南采莲少女欢快美丽的劳动场景。采莲少女的绿罗裙与田田荷叶融为一体；少女的脸庞掩映在盛开的荷花间，相互映照。虽在莲池中，却不见她们的踪影，听到歌声，才感觉到她们的身影。

3 听听《睡美人圆舞曲》的美妙旋律

　　芭蕾舞剧《睡美人》是柴可夫斯基于1889年根据法国著名诗人贝劳的童话集《鹅妈妈》中的一篇故事编成的。在舞剧里，圆舞曲是第一幕里最著名的选段。这是客人们在庆祝奥罗拉公主成年日的舞会上跳的一段集体舞，表现出幸福和欢乐的情绪。

　　这首圆舞曲旋律动人，乐曲前面有一个快速而辉煌的引子，后半部铜管高奏，表现出庄严、华丽的王宫舞会气氛。经过两小节轻盈的圆舞曲节奏后，先由小提琴呈现A段主题，它充满幸福感；B段以切分音为其特色，情绪比较热烈；然后A段再现，这次，主奏的弦乐里加有低音乐器；在C段里，双簧管和圆号进行对答，另有一番情趣，好似是舞蹈间的交谈；然后第一部分再现，接尾声，推出高潮结束全曲。

4 做门萨测试题目

门萨是世界顶级智商俱乐部的名称，于1946年成立于英国。门萨现有会员十余万，是世界上最好的智商俱乐部。进入门萨只有一个条件，就是高智商。门萨的测试题由门萨的专家和会员共同制定，是世界上非常权威的测试题。门萨的入门试卷共有30道题目，答对23道，证明智商达到148，可以进入俱乐部。全世界参加门萨测试的人大约只有2%能够通过。

问题

有三个袋子，一个袋子装的都是假币，每个假币50克，其余两个袋子都是真币，每个真币55克，现在有一个称（非常准，不存在称错的可能，不是天平），问只称一次就能知道哪个袋子装的是假币的方法。（前提是不知道每个袋子到底装了多少个硬币）。

门萨测试答案

给三个袋子分别做上标记为1、2、3，然后分别对应取出1枚、2枚、3枚钱币，一次称重后，以假设每一个为55克计算，如果结果少了5克，则第一个袋子是假币，若少了10克则第二个袋子为假币，同理，若少了15克，则第三个袋子为假。

5 欣赏《蒙娜丽莎的微笑》

今天我们一起来欣赏一幅伟大的名画作品——《蒙娜丽莎的微笑》，这是文艺复兴时期画家列奥纳多·达·芬奇所绘的一幅肖像画。画中的女主人公是个真实人物，她是佛罗伦萨一个富商的妻子。画中，她的微笑恬静、优雅、神秘，令人倾倒。有些人经过研究，说蒙娜丽莎之所以能有这样的微笑，是因为她已经怀孕，只有孕妇才能有这样的微笑。这是不是真的呢？同样是孕妈妈的你是怎么认为的呢？

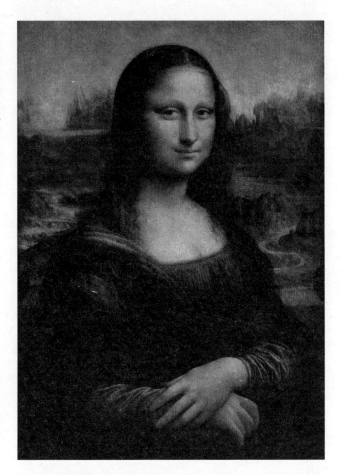

营养饮食

1 偏食咸食对孕妈妈不利

有些女性喜欢吃咸食，怀孕后也不例外，这种饮食习惯是不好的，尤其是孕妈妈患有高血压、心脏病和妊娠期高血压综合征、肾炎、水肿时，过多摄入盐会增加心脏和肾脏负担，使水肿症状加重。因此，为了孕期保健，孕妈妈每日食盐摄入量应为6克左右，最好不多于6克。

2 用天然的味道来代替调味料

食材本身就富含着可以"调味"的成分，如起司、海苔、西红柿等都含有大量的谷氨酸，小鱼干里含有丰富的肌苷酸，香菇干则含有丰富的鸟嘌呤酸。如果选择合适的食材互相搭配，即便不用或只用一点点调味料也可以让菜变得味道醇厚，而且是人工合成的"化学调味料"所不能比拟的。

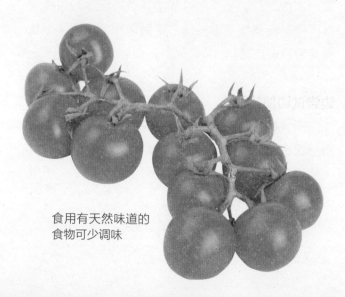

食用有天然味道的食物可少调味

3 食材中蕴含的天然调味料

天冬氨酸

芦笋中含有天冬氨酸，这是让芦笋变得美味的成分，绿色芦笋中含有的比白色芦笋中多。

谷氨酸

大葱、西红柿、大蒜、生姜、洋葱、芹菜、胡萝卜中都含有谷氨酸，它是美味成分的代表选手，比较广泛存在于动物性食材和植物性食材中。

鸟嘌呤酸

干香菇、金针菇、蘑菇等菌类食材中都含有鸟嘌呤酸，肉类中也少量含有。

肌苷酸

动物性食品尤其是鱼类中，都含有这种成分。肌苷酸和谷氨酸进行配合，可达到相辅相成的效果。

琥珀酸

蛤蜊、扇贝等贝类中所含有的成分，纯米酒中也大量含有。

4 这些食物宜常吃

富含叶酸的食物：菠菜、生菜、芦笋、油菜、小白菜、香蕉、柑橘、动物肝脏等。

富含蛋白质的食物：瘦肉、鱼、鸡蛋、豆浆等。

富含维生素C的食物：香蕉、草莓、橙子、柑橘等新鲜水果。

开胃健脾的食物：苹果、小米粥、鲈鱼、白萝卜、白菜、冬瓜、山药、红枣等。

能减轻妊娠反应的富含B族维生素的食物：燕麦片、全麦面包、粗粮、动物肝脏、瘦肉、新鲜水果、蔬菜等。

有利于胎宝宝神经系统发育的食物：核桃、海鱼、黑木耳等。

可适当多吃的零食：红枣、葡萄干、开心果等。

5 清淡烹饪的小妙招

少盐效果无敌的调味料醋

醋既可以使淡淡的咸味变得更明显，也可以使强烈的咸味变得柔和。柠檬等富含酸味的食物也可以达到相同的效果。如果孕妈妈不太喜欢酸味，可以将醋煮开，来减少酸味。

好好利用蛋黄酱

蛋黄酱是由蛋黄、醋、油制成的，所以拥有蛋黄和醋的风味。作为调味料使用的话，可以增加食物的口感，从而减少盐分的使用。也可以代替食用油，对减少卡路里也有一定的帮助。

蛋黄酱可以让炒饭更美味

将米饭和蛋黄酱混合后炒的话，油分会融入到每一颗饭粒之上，所以可以在短时间内完成。通过加热，蛋黄酱原有的酸味被消除了，却可以留下少许咸味，让米饭变得更加美味！

一点点盐也可以很美味

煮意面时，如果在开水中加入1%的盐，意面会变得非常好吃。烹制鱼和肉之前，撒上少许盐也会提升味道，可以将蕴藏在食材内部的美味成分都释放出来。

用不同的食材相互搭配

制作蔬菜汤汁时，加入含有不同美味成分的肉、蘑菇、贝类等，就算是不添加市场上贩卖的调味料或浓汤宝等，也可以烹饪出十分美味的汤汁。

菜到嘴边再放盐

炒菜、做汤时，先别放盐，尤其是做汤时，水要一次放到位，不要中途加水，否则汤水的温度突然下降，会损害汤的美味。等到菜和汤做好了，快上桌时再撒点盐。

边尝试边加盐

别凭感觉放盐，即使一道菜很需要加盐，最好每一次也都只加一点点，边尝试边加。

6 孕2月一日食谱推荐

餐次	时间	食谱参考
早餐	7:00—8:00	豆浆1杯，蒸饺6个，香椿拌豆腐1份
加餐	10:00	橘子1个，酸奶150毫升
午餐	12:00—12:30	米饭100克，大白菜炒鸡蛋1份，瘦肉炒芹菜1份，剁椒酸菜鱼头汤适量
加餐	15:00	吃些坚果，如核桃、榛子、腰果、开心果等
晚餐	18:00—18:30	花卷1个，枸杞山药粥1碗，豆芽椒丝1份，鸡蛋炒蒜苗1份
加餐	21:00	牛奶1杯，饼干50克

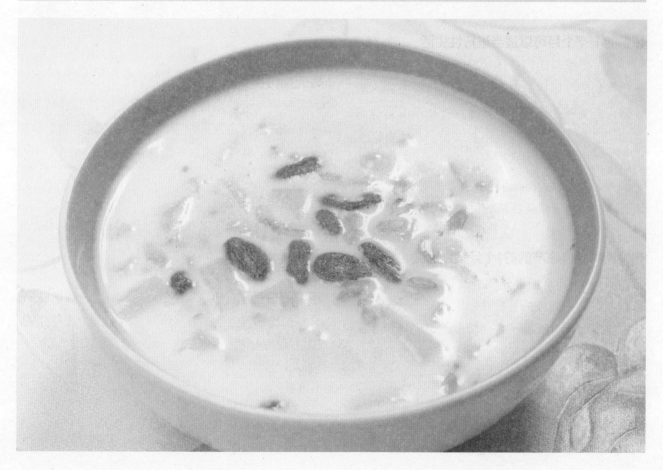

健康生活须知

1 孕期性生活密语

怀孕的1~3个月不宜进行性生活

胎盘没有形成，胎儿处于不稳定状态，容易引起流产。在不宜同房的时期，可以用温柔的拥抱和亲吻，或是用手或口使性欲得到满足。

怀孕的4~7个月可以适当进行性生活

这个阶段孕妈妈身体状况比较稳定，可以每周同房一次。在同房前，孕妈妈最好排净尿液，清洁外阴，准爸爸要清洗外生殖器，选择不压迫孕妈妈腹部的姿势。同房的时间不要太长，动作要轻柔，插入不宜过深，频率不宜太快，每次以不超过10分钟为度。结束后，孕妈妈要立即排尿，并洗净外阴，防止引起泌尿系统感染和宫腔的感染。

孕晚期特别是临产的前1个月禁止同房

妊娠9个月后，胎宝宝开始向产道方向下降。这时期同房，感染的可能性较大，有可能发生羊水外溢。同时，孕晚期子宫比较敏感，受到外界直接刺激，有突发子宫加强收缩而诱发早产的可能。因此，孕晚期最后1个月要绝对禁止性生活。

2 白带增多，仔细呵护

怀孕后，由于孕激素和机体血流量的增加，白带有明显的增多，这是正常的。但为了防止感染，私处需要细心呵护

每天用干净的温开水清洁外阴

用专用的盆和毛巾清洗外阴。用完后，将盆擦干，毛巾放在阳光下晒干，收在干净的地方。

每天换内裤

将换下来的内裤用中性肥皂、专用的盆当天清洗，清洗前，可用开水浸泡30分钟杀菌，然后放阳光下晾晒，最后放置到干燥清洁的地方。

选择合适的内裤

内裤最好选择温和、透气的棉质材料。不要太紧，边缘也不要硬，以免血流不畅。

不要用护垫了

护垫透气性差，最好不用，以免滋生细菌。

职场我最大

1 高跟鞋就不要穿了

很多职场孕妈妈因为工作需要，上班的时候要穿高跟鞋，高跟鞋虽然能够提升孕妈妈在工作时的气质，但是由于高跟鞋容易使孕妈妈身体向前倾，在外力作用下骨盆两侧被迫内缩，造成骨盆入口狭窄，在生育时候就有可能出现分娩困难！而且高跟鞋的鞋跟一般很细，容易造成孕妈妈因重心不稳而摔倒。所以，孕妈妈在上班的时候要尽量穿平底鞋。

2 如何跟上司说明你怀孕了这个事

怀孕后，孕妈妈应该找个恰当的时机，尽早将这件事告诉上司，以便让上司尽早为接下来的工作做好安排。那么，要怎么跟上司说呢？这是需要一些技巧的，千万不要拿着医院的报告单拍在上司的桌上，或者在吃饭的时候装作漫不经心地"透露"出来。最好是在完成一项工作任务之后，跟上司约个时间，将这件事告诉他，并跟他说："虽然怀孕了，但是我的工作表现没有打一点折扣。"同时跟上司说一下你自己现在和稍长一段时间里的工作情况，而不要急于讨论生育期间的工资待遇和你产后的工作计划。

3 孕妈妈要远离这些工作岗位

有的孕妈妈在工作中会接触某些化学物质，有些化学物质会对母子健康产生严重危害，增加孕妈妈流产和死胎的危险，容易造成胎儿先天畸形或出生后智力低下。所以，孕妈妈应远离不利于自身健康和胎宝宝生长发育的岗位。

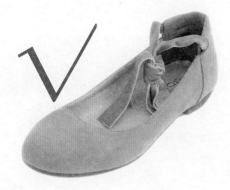

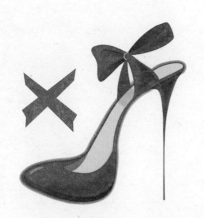

为了胎宝宝的安全，暂时将细小跟、尖头的高跟鞋收起来吧

运动休闲

1 平衡式瑜伽

- 右腿保持站立，左腿自膝盖处向后弯曲，上抬左脚跟贴靠到臀部。
- 左手抓住左脚脚趾，再用手掌将它托住，这样做可以让左脚跟触到臀部或靠近臀部。
- 向前伸直右臂，手掌并拢，自下而上慢慢抬起至头侧，保持手臂平直，手掌面向前方；保持身体平直，保持右腿平直，这样看起来，身休自上而下是在一条直线上的。
- 保持这个姿势10秒钟，抬起的手臂慢慢放下，手掌始终保持绷紧；然后放下左腿，落地。
- 休息10秒钟，换另一条腿练习。

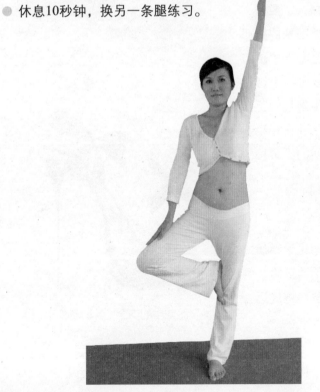

2 树式变形式

- 站立，弯曲右膝，脚掌抵住左膝关节内侧。
- 吸气，左臂向左上方伸展，指尖指向天花板，右手轻放在右膝上。
- 保持呼吸3次，目视前方，脊背挺直。
- 换另一侧重复此动作。

3 惠养胎宝宝的心灵操

在整个孕程中，孕妈妈可以早晚练习冥想一次，有益于情绪和身体。

第一步

仰卧在床上，微微闭上双眼，暗示自己全身放松。

第二步

轻轻地对自己说："我内心非常宁静舒适——我的心已经到了一片广阔的天地——沐浴着温暖的阳光和呼吸着清新的空气——我感到非常舒适惬意——景色很美，我的眼睛被多姿多彩所充满——我很快乐，感到心旷神怡——感觉到内心的喜悦——真是太好了。"

在做心理暗示时，眼睛要轻轻闭上，发挥想象力想着自己所想的一切。

第三步

继续暗示自己："我听到了远处有孩子在'咯咯'地欢笑，我也情不自禁地笑起来了——我的内心也微微地笑了——今天是美好的一天。"

暗示时全身心放松，仔细体会，领悟自己内心的一切细微感受。

第四步

慢慢睁开眼睛，起身下床，保持自己内心的微笑，去做该做的事情。

疾病与用药

1 出现先兆流产迹象要及时去医院

孕12周前发生的流产叫早期流产，在12周以后发生的流产叫晚期流产。早期流产比较多见。流产原因有人为因素，也有自然流产。如果已经有过流产史，孕妈妈要格外小心人为因素，以免形成习惯性流产。

早期流产先有阴道出血、后腹痛。这是因为胚胎先剥落出血，全部剥落后，子宫开始强力收缩，从而产生腹痛；晚期流产是先有子宫收缩引起腹痛，然后胚胎剥落引起阴道流血现象。先兆流产引起的出血比胚胎植入引起流血量要多，时间持续久，这是与胚胎植入的区别，孕妈妈要注意分辨。另外，胚胎植入也不会引起腹痛。

2 先兆流产如何保胎

是否保胎

如果先兆流产是人为因素引起的，不当的生活或工作打扰了胎宝宝，则应努力保胎。如果孕妈妈准爸爸已经避免了一切人为因素，仍然出现了流产先兆，则不建议非保不可。因为怀孕12周前的流产都是因为胎宝宝自身缺陷所引起的，出于优生考虑，以不保为好。

保胎措施

如果出现先兆流产征兆，应以卧床休息为主、药物治疗为辅。这时，孕妈妈一定不能逞强，要尽可能减少活动而躺在床上，也不要因稍微好点了或在床上待烦了而随意下床活动。药物保胎时，最常用的是孕激素，但孕激素最适用的是孕妈妈孕激素分泌不足而引起的先兆流产，也不能自行乱用。如果滥用的话，有可能会引起女胎男性化或胎宝宝生殖器官畸形。

温馨提示

1.出现先兆流产症状时，医生一般建议先采取保胎治疗。因为怀孕早期，小胚胎着床不牢固，所以常常先给黄体酮保胎。

2.尽量卧床休息，减少活动，并暂时停止过性生活。如果出血很快停止，腹痛和腰酸也消失了，还需要继续在家休息一周左右，再去医院复查。

首次产检检查（妊娠6~13周$^{+6}$）

孕期保健的主要特点是要求在特定的时间，系统提供有证可循的产前检查项目。产前检查的时间安排要根据产前检查的目的来决定。

产前检查的次数及孕周

合理的产前检查次数及孕周不仅能保证孕期保健的质量，也能节省医疗卫生资源。针对发展中国家无合并症的孕妇，WHO(2006年)建议至少需要4次产前检查，孕周分别为妊娠<16周、24~28周、30~32周和36~38周。根据目前我国孕期保健的现状和产前检查项目的需要，本指南推荐的产前检查孕周分别是：妊娠6~13周$^{+6}$，14~19周+6，20~24周，24~28周，30~32周，37~41周。有高危因素者，酌情增加次数。

首次产检健康教育及指导

1. 流产的认识及预防。

2. 营养和生活方式的指导（卫生、性生活、运动锻炼、旅行、工作）。

3. 继续补充叶酸0.4~0.8mg/d至少孕3个月，有条件者可继续服用含叶酸的符合维生素。

4. 避免接触有毒有害的物质（如放射线、高温、铅、汞、苯、砷、农药等），避免密切接触宠物。

5. 慎用药物，比米娜使用可能影响胎儿正常发育的药物。

6. 必要时，孕期可接种破伤风或流感疫苗。

7. 改变不良的生活习惯，如吸烟、酗酒、吸毒等及生活方式。

8. 保持心理健康，解除心力压力，预防孕期及产后心理问题的发生。

常规保健

1. 建立孕期保健手册。

2. 仔细询问月经情况，确定孕周，推算预产期。

3. 评估孕期高危因素。特别是不良孕产史，如流产、早产、死胎、畸形儿等；孕前情况，包括本人极其配偶的家族史和遗传病史；有无妊娠合并症，如高血压、糖尿病等。

4. 常规的身体检查，如测量血压、体重等。

必查项目

　　孕检必查项目：血常规、尿常规、血型、肝功能、肾功能、空腹血糖、HbsAg、梅毒螺旋体、HIV筛查（注：孕前6个月已查项目，可以不重复检查）。

备查项目

1. 丙型肝炎病毒筛查。

2. 抗D滴度检查（Rh阴性者）。

3. 75gOGTT（高危孕妇或有症状者）。

4. 地中海贫血筛查（广东、广西、海南、湖南、湖北、四川、重庆等）。

5. 血清铁蛋白（血红蛋白<105g/L者）。

6. 甲状腺功能检测。

7. 结核菌素（PPD）试验（高危孕妇）。

8. 宫颈细胞学检查（孕前12个月为检查者）。

9. 宫颈分泌物检测淋球菌和沙眼衣原体（高危孕妇或有症状者）。

10. 细菌性阴道病（BV）的检测（早产史者）。

11. 胎儿染色体肺整倍体异常的早孕期母体血清学筛查。

12. 在早孕期进行超声检查：确定宫内妊娠和孕周，胎儿是否存活，胎儿数目或双胎绒毛膜性质，子宫附件情况。

13. 绒毛活检（妊娠10~12周，主要针对高危孕妇）。

14. 心电图检查。

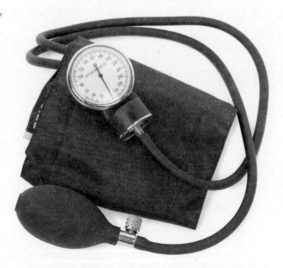

PART 4

孕3月

孕**3**月的妈妈和宝宝

胎宝宝在孕妈妈的子宫内安然生活着。胎盘覆盖在子宫内层的特定部位，开始制造让胎宝宝舒服和正常发育所需的激素。

大脑：脑细胞数量增加很快，大脑占身体的一半左右。

脸：初具轮廓，已经形成了眼睑、唇、鼻和下颚。

脐带：里面有两根动脉、一根静脉连接着妈妈和宝宝，妈妈通过脐带给宝宝输送营养，宝宝通过脐带将废物排泄出去。

肾和输尿管：发育完成，开始有排泄现象。

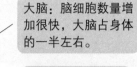

四肢：腿在不断长长，脚可以在身体前部交叉了。

乳房更胀大了，乳头和乳晕的颜色加深，可以换更大点、更舒适的内衣穿了。

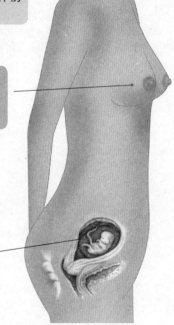

腹部没有明显的变化。此时，孕11周前后，在耻骨联合上方，可触及增大的子宫。在腹部会出现一条较深颜色的竖线。

孕3月末期，胎宝宝身长7.5~9厘米，体重约20克，相当于两个圣女果的重量

保持快乐心情

1 怀孕了，也别老把自己闷在家里保胎

到了这个月，不少孕妈妈的早孕反应在慢慢减弱。流产的可能性大大降低了，孕妈妈不用过于担心了。所以，孕妈妈不要老把自己闷在家里保胎，适当的时候可以外出散散步、跟朋友出去小聚、约孕友聊怀孕心得等。这能让孕妈妈心情放松、精神愉悦，胎宝宝也能跟着快乐呢。

2 写微博跟孕友分享趣事

微博改变了生活，更拉近了人与人之间的距离，时间和距离已不再是沟通的障碍。实际上，微博提供了这样一个平台，既可以作为观众，在微博上浏览感兴趣的信息；也可以作为发布者，在微博上发布内容供别人浏览。

微博对于孕妈妈来说，可以浏览相关的孕产知识，提出怀孕过程中的疑问，直接@知名的医生，请他们帮忙答疑解惑，也可以跟孕友分享怀孕中的故事，为孕妈妈提供了一个更广阔的交流空间。

分享一下孕妈妈的心得体会吧

牛牛妈妈

怀孕对于我总不那么容易，今天开始忐忑中保胎。在医院看到那些挺着肚子的孕妇，心中很是羡慕妒忌，她们的肚子看起来都好结实啊！

时尚辣妈

还有一周就进入孕7月了，时间快得多恐怖，还是剪了个西瓜头，实在无法忍受长到颧骨的刘海，没勇气留到可以变中分的时候啊！

开心孕妈

宝贝足月了，跟宝贝见面的日子越来越近了，心情也越来越激动了，怀孕到现在重了40斤，而且也没有长妊娠纹，只要宝贝健康，这40斤也值了，等生完再减呗。就是不知道是男宝宝还是女宝宝呢。不过不管是男宝宝还是女宝宝，都是爸爸妈妈的小棉袄。

你就是开心果

宝宝，你越来越大了，越来越有力气了，经常踢一脚让我好难受，可是，妈妈依然很开心，因为能感受到你充沛的活力！你每天在妈妈肚子里翻身、舒展、踢腿、伸懒腰，甚至打嗝，妈妈都能感觉得到，那种无时无刻的存在感，让我感到好幸福。我的宝宝，你的存在就是我最大的幸福。

轻松胎教方案

1 胎教故事：《神奇的石头娃娃》

小刺猬到郊外去旅行，在草丛中发现了一块椭圆形的大石头，石头是淡绿色的，小刺猬很喜欢。

回到家中，小刺猬拿出自己心爱的彩笔，在石头上画了圆圆的脸蛋、胖嘟嘟的小手、圆乎乎的小腿。然后，小刺猬又给它画上了最漂亮的衣服。这样，一个可爱的石头娃娃就出现在眼前了。小刺猬抱着石头娃娃开心极了，真可爱啊！

有一天，小刺猬正在睡午觉，把石头娃娃放在身边做伴，在梦里总听见"笃笃"的敲门声，奇怪的是，一直没有人叫门。等到小刺猬迷迷糊糊醒过来的时候，发现那敲门声更响了，不对，不是敲门声，声音是从身边传来的。啊，居然是那个石头娃娃嘴巴里发出的响声。

一会儿工夫后，石头娃娃居然开始在床上滚来滚去的。

接着，"咔嚓"一声，石头娃娃的肚子上裂开了一道大口子。

又是"咔嚓"一声，石头娃娃的肚子上又裂开一道大口子，一个黄黄的小脑袋从肚皮里钻出来，小脑袋上两粒黑眼珠就像珍珠一样，还滴溜溜转呢。接着是黄黄的身子，最后是红色的小脚掌。哎呀，石头娃娃肚子里蹦出来一只可爱的鹅宝宝！

小刺猬这下才明白，原来那个可爱的石头娃娃是一只大鹅蛋啊！

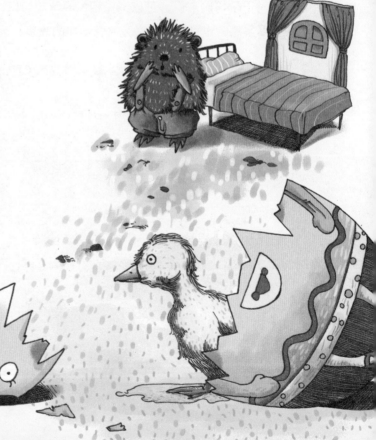

2 孕妈妈准爸爸PK五子棋

五子棋是一种两人对弈的纯策略性游戏，是起源于中国古代的传统黑白棋种之一。五子棋发展于日本，流行于欧美，容易上手。

孕妈妈和准爸爸今天就开始玩玩吧。玩这个游戏能增强孕妈妈和胎宝宝的思维能力，提高智力，而且还富有哲理，能帮助妈妈修身养性。

传统五子棋的棋具与围棋相同，棋子分为黑白两色，棋盘为19×19，棋子放置于棋盘线交叉点上。两人对局，各执一色，轮流下子，先将横、竖或斜线的5个或5个以上同色棋子连成不间断的一排者为胜。

3 读读《三字经》

人之初，性本善。性相近，习相远。
苟不教，性乃迁。教之道，贵以专。
昔孟母，择邻处，子不学，断机杼。
窦燕山，有义方，教五子，名俱扬。
养不教，父之过。教不严，师之惰。
子不学，非所宜。幼不学，老何为。
玉不琢，不成器。人不学，不知义。
为人子，方少时，亲师友，习礼仪。
香九龄，能温席。孝于亲，所当执。
融四岁，能让梨。弟于长，宜先知。
首孝悌，次见闻，知某数，识某文。
一而十，十而百，百而千，千而万。
三才者，天地人。三光者，日月星。
三纲者，君臣义，父子亲，夫妇顺。

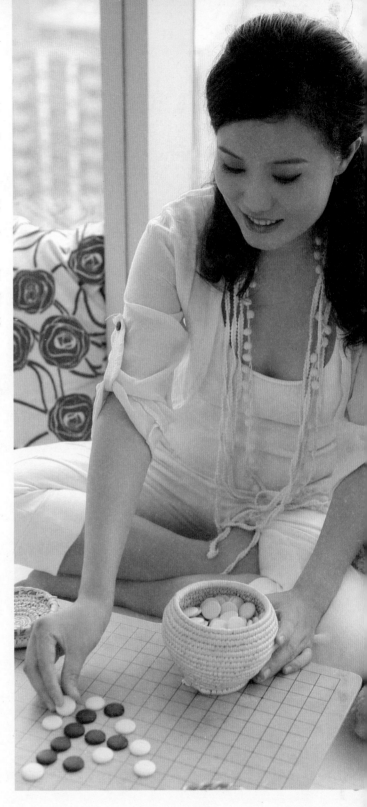

4 快乐的A、B、C熏陶法

● 孕妈妈可以自己制作卡片，在上面写上英文字母或简单的单词，带着胎宝宝来朗读和拼记，胎宝宝可是有记忆力的呢。卡片的颜色也能给胎宝宝一定的刺激。

● 孕妈妈可以讲一些很简单的英语。将自己看见、听见的事情，以简单的英语对胎儿讲。

● 如果已经知道胎儿的性别，或者已经替即将出生的宝宝取好了名字的话，孕妈妈就可以常常呼唤胎儿的名字了！

● 孕妈妈可以和肚子里的胎儿一起"学"。平时可以看些原版带有中文字幕（方便孕妈妈理解）的卡通DVD，学得既正宗又有趣。还可以买些儿童英文歌曲经常放给肚中的胎宝宝听。

● 孕妈妈要在身边营造出练习英语的环境。不妨选购原版的英语唱游DVD，如 *Baby Einstein*，内容很不错，也朗朗上口！

5 让胎宝宝也感受一下酸、甜、苦等味道

胎宝宝的舌头逐渐形成，味蕾也出现了，等到孕16周时，味蕾会发育完全；在28~32周时味觉的神经束发生髓鞘化，出生时味觉就发育得完善了。所以说，胎宝宝是能够分辨味道的。孕妈妈不妨在这方面也进行一下胎教，促使胎宝宝的味觉发育，使宝宝将来的味觉反应更灵敏。

孕妈妈可以将自己喜欢的、不喜欢的味道都尝试一下，好好体会，并跟胎宝宝沟通。吃到甜的东西，孕妈妈可以细细感觉，联想一下与甜味有关的事物，如香甜的水果、甜言蜜语、粉嫩的颜色等，然后再想象一下胎宝宝尝到这种味道的情景。

其他不喜欢的味道，最好也不要总想着不喜欢或讨厌的感觉，应该放开身心，仔细品味，可以想想跟这种味道有关系的好处，比如大多数苦味食物有降火轻身的作用；不爱胡萝卜味道的孕妈妈可以将注意力集中在它富含多种维生素对身体的好处上。这样才能让胎宝宝尽可能更深刻地感受这些味道，为胎宝宝出生后形成健康的饮食习惯打下基础。

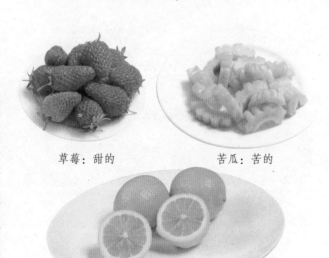

草莓：甜的　　苦瓜：苦的

柠檬：酸的

营养饮食

1 吃点对牙口好的食物吧

富含蛋白质的食物

蛋白质对牙齿的形成、发育、钙化、萌出有着重要作用。蛋白质有动物蛋白和植物蛋白两种，肉类、鱼类、蛋类、乳类中富含的是动物蛋白，而豆类和干果类中含有的是植物蛋白。

富含矿物质的食物

牙齿的主要成分是钙和磷，其中钙的最佳来源是乳类。此外，粗粮、海带、黑木耳等食物中也含有较多的磷、铁、锌、氟，能帮助健齿。

富含维生素的食物

充足的维生素能让牙齿更健康。维生素A、维生素D的主要来源是乳类及动物肝脏等。如果摄入的维生素A、维生素D不足，容易造成牙齿发育不全和钙化不良。

坚硬耐磨的食物

如排骨、牛肉干、烧饼、锅巴、馒头干等，能锻炼宝宝的咀嚼能力，有效刺激宝宝下颌骨的生长发育。

孕妈妈吃些粗粮，能补充身体需要的各大营养，预防牙齿松动，保持牙齿的坚固

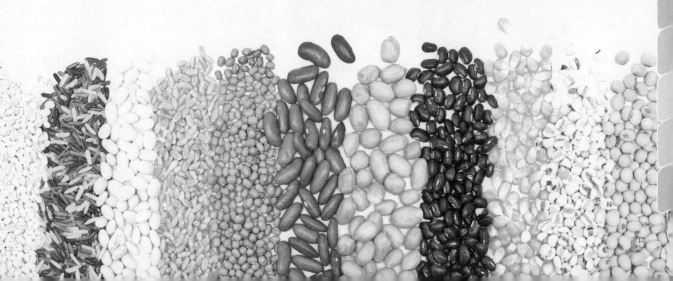

2 不要过早、过量补钙

许多孕妈妈在怀孕时，会出现小腿抽筋等缺钙现象，于是就养成了补钙的习惯。但是，补钙也要适度，孕妇过度补钙会让胎儿骨骼过硬，生产困难。而且有一些孕妈妈补钙过度，还会让胎儿头顶的囟门过早闭合，影响大脑发育。

在16周前后，胎宝宝的骨骼开始硬化，这时候孕妈妈可以重点补钙了，以满足自身和胎宝宝的生长需求。孕早期无须特别补钙，均衡营养、科学饮食即可。

3 多摄入点热能

女性怀孕后，代谢增加，各器官功能增强，为了加速血液循环，增加心肌收缩力，这时就需要补充可作为心肌收缩时应急能源的碳水化合物。而到了本周，宝宝的身体器官90%已经形成，热能的补充显得更为必要。

孕妈妈可以食用以下富含热能的食物：米面类，如玉米面、面包等；水产类，如干贝、蛤蜊等；蛋类，如鸡蛋、鸭蛋等；肉类，如猪肉、牛肉等；豆类及豆制品，如大豆、豆腐、豆腐皮等；油脂类，如植物油等。

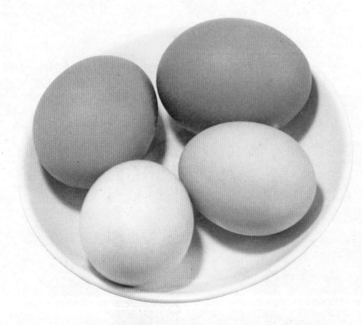

鸡蛋富含丰富的热量，孕妈妈常吃可以弥补身体新陈代谢消耗的热量，保证身体的正常工作和胎宝宝的健康发育

4 孕期怎样正确饮水

孕妈妈身体代谢速度很快，且容易出汗，所以比平时的需水量要大一些。一般每天1600~2000毫升新鲜的白开水能满足身体需要。这也包含了摄入的汤水、果汁等中所含的水分，如果孕妈妈喜欢喝汤，水就可以少喝一点。

水要慢慢喝，不要一次喝很多。喝水也要有规律，不要长时间不喝，口渴了一下子喝很多。如果感到口渴了，说明细胞缺水已经比较严重了。最好是将水杯放在眼前，想起了就喝一点，每次喝2~3口即可。

5 多摄入补脑食物

鲜鱼：含丰富的钙、蛋白质和不饱和脂肪酸，能分解胆固醇，使脑血管通畅，是宝宝的健脑食物。

蛋黄：含有卵磷脂等脑细胞所必需的营养物质，妈妈多食能给宝宝大脑带来活力。

香蕉：含有丰富的矿物质，尤其是钾，妈妈常食用有很好的健脑作用。

核桃：含有钙、蛋白质和胡萝卜素等多种营养，妈妈常食用有健脑益智的功效。

大豆：含有卵磷脂和丰富的蛋白质，妈妈每天吃一定的大豆或大豆制品，能增强记忆力。

6 孕3月一日食谱推荐

餐次	时间	食谱参考
早餐	7：00—8：00	牛奶1杯，包子1个，小米猪肚粥1碗，煮鸡蛋1个
加餐	10：00	苹果1个，酸奶1杯
午餐	12：00—12：30	米饭150克，菠菜炒鸡蛋1份，拌藕片1份，海米西红柿鸡蛋汤适量
加餐	15：00	消化饼干2片，橙汁1杯
晚餐	18：00—18：30	面条1碗，蛋黄莲子汤1碗，清蒸鱼1份，韭菜炒虾仁1份，香菇炖豆腐1份
加餐	21：00	果汁1杯，麦麸饼干2片

健康生活须知

1 能不能接触日化品

不宜接触的日化品：杀虫剂、蚊香、空气清新剂。在孕期尽量少用，如果用，孕妈妈可以暂时离开房间，等房间里经过充分通风后方可再回到室内。

戴手套使用的日化用品：洗衣粉、肥皂、洗洁精等。这些虽然都是常用的，对身体影响也很轻微，几乎可以忽略不计；但是，在怀孕这段时间还是要注意防护，尽量少受这类物品的影响。如果这类化学物品渗入血液，积累太多，有可能引起胎宝宝畸形。所以，在洗衣服、洗碗时，最好戴上塑胶手套，做一下隔离。用洗涤剂洗过的物品，尤其是餐桌，要多用清水冲洗几次，减少化学残留。

2 这些首饰不宜再佩戴了

戒指和手镯趁早拿下来

戒指和手镯要先取下来。孕妈妈在孕期都会长胖，并有水肿现象，而戒指大小一般都是固定的，如果不取下，在手指变粗后，戒指勒紧，不但容易出现取不下来的情况，还会影响手指的血液循环，会在产检或治疗中引起一些麻烦（如需要静脉穿刺或输液时）。

非金非银的金属材质暂时搁置起来

孕妈妈在孕期，会体热多汗，这些首饰经常被汗液侵蚀，容易引起皮肤过敏。

不要戴贵重首饰

比较贵重的首饰不要带进医院，以免丢失，引起纠纷。

3 白带增多是正常的，但须精心呵护

怀孕后，由于孕激素和组织血流量的增加，白带会明显增多，这是正常的。但为了防止感染，私处需要细心呵护。

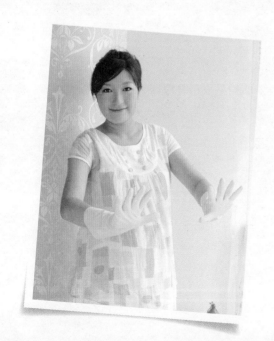

在可能接触到对胎宝宝有影响的物品时，可以戴上手套，减小影响程度

每天用温开水清洁外阴

用专用的盆和毛巾清洗外阴。用完后，将盆擦干，毛巾放在阳光下晒干，收纳在干净的地方。

勤换内裤

将换下来的内裤当天清洗，用中性肥皂、专用的盆，清洗前，可用开水浸泡30分钟杀菌，洗后在阳光下晾晒，收纳到干燥清洁的地方。

选择合适的内裤

内裤最好选择温和、透气的棉质材料。不要太紧，边缘也不要硬，以免血流不畅。

不要用护垫了

护垫透气性差，最好少用，以免滋生细菌。

4 从现在就要开始预防妊娠纹了

怀孕期间，很多孕妈妈的大腿、腹部和乳房上会出现一些宽窄不同、长短不一的粉红色或紫红色波浪状纹，就是妊娠纹。妊娠纹主要是这些部位的脂肪和肌肉增加得多而迅速，导致皮肤弹性纤维因不堪牵拉而损伤或断裂而形成的。妊娠纹大概在孕5~6月出现，90%的孕妈妈都会长妊娠纹。妊娠纹会在产后颜色变浅，有的甚至和皮肤颜色相近，但很难消失，所以最好提前预防，使之尽量减少和减轻。

控制好体重的增长速度是根本

孕中、晚期每个月体重增长不要超过2千克，不要在某一个时期暴增，使皮肤在短时间内承受太大压力，从而出现过多妊娠纹。

用专业的托腹带

专业的托腹带能有效支撑腹部重力，减轻腹部皮肤的过度延展拉伸，从而减少腹部妊娠纹。

按摩增加皮肤弹性

从怀孕初期就坚持在容易出现妊娠纹的部位进行按摩，增加皮肤的弹性，按摩用油最好是无刺激的橄榄油或儿童油。

补充胶原蛋白和弹性蛋白

多吃一些富含胶原蛋白和弹性蛋白的食物，如猪皮、猪蹄、动物蹄筋和软骨等有助于增强皮肤弹性的食物。

使用除妊娠纹霜

市面上有很多除妊娠纹霜也可以使用，但要注意咨询清楚，避免对胎宝宝造成伤害。

孕期便利贴

白带如果发生较大改变，如变成黄色或绿色，黏稠如奶酪或呈脓状或豆腐渣状，而且伴有难闻的气味，同时阴部也有不适感，如烧灼、疼痛、瘙痒等，都要及时看医生，以免感染胎宝宝，造成流产。

职场我最大

1 办公桌前准备点舒适小道具

孕妈妈不妨在办公室里准备一些简单舒适的小道具，这可以让工作变得更加轻松、舒适，还可以避免一些尴尬事情的发生。

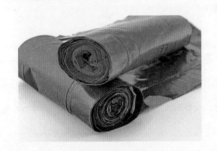

塑料袋——避免孕吐尴尬

怀孕前3个月，妊娠反应比较强烈，可以在办公桌上准备几个深色的塑料袋，万一突然觉得不舒服，又来不及往卫生间跑，可以迅速抓起手边的塑料袋吐在里面，但要记得及时处理用过的塑料袋。

小毯子——随时注意保暖

夏天，如果办公室的空调温度太低，要记得用小毯子搭在身上，以避免受凉；冬天将小毯子盖在腿上或披在身上，更能防寒保暖。

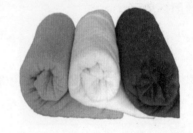

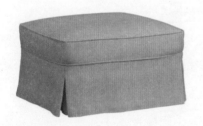

搁脚凳——预防腿部水肿

在办公桌下放一个小凳子或鞋盒，坐下来工作的时候把脚放在上面，能有效缓解小腿水肿。

小木槌、靠垫——减轻腰酸背痛

将一个柔软的靠垫放在椅背上，这样靠在上面工作会很舒服。坐久了腰部容易酸痛，可以用小木槌敲敲打打，以减轻肌肉疲劳。

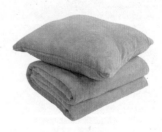

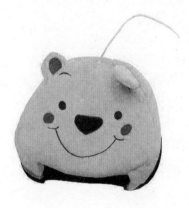

暖手鼠标垫——冬天让手部更暖和

将暖手鼠标垫上面的USB接口插在电脑主机上，再用鼠标时，就不会冷冰冰的了，手放在上面一点也不冷。

小电扇——度夏必需装备

买个小风扇摆在办公桌上，怕热的你就可以安然度过整个夏天了。

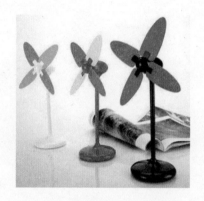

2 上班路上安全第一

对于职业孕妈妈来说，上班路上常常会遇到许多常见的意外状况，为此，孕妈妈要提前做好心理准备，并积极应对，如上班之前提早出门等。

不同上班方法注意事项：

骑自行车。如果骑自行车上班的话，注意不要和他人抢路，不能骑得太快。

搭乘地铁或公交车。孕妈妈应选择待在车头或车尾位置，空气流通好，而且可尽量避免被人碰撞。

搭乘出租。孕妈妈搭乘出租车时，注意不要坐在车前部，以防撞伤腹部。

自己开车。自己开车上班的孕妈妈，要牢记系好安全带，在开车的过程中应避免紧急制动、紧急转向。最好不开新车，以避免新车中含有对胎宝宝不利的气味。天气炎热时，空调温度不宜过低，应保持在26℃或关掉空调，开窗吹吹自然风。最好不要一边开车，一边听音乐。

面对鲁莽行人。上班途中，孕妈妈切忌低头慢行，应眼观四方，发现对面有行色匆匆的行人走过来时，要立刻避让，免得被冲撞而躲避不及。

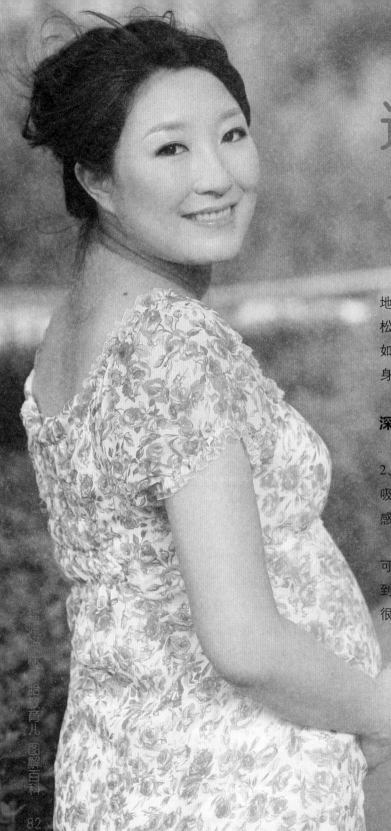

运动休闲

深呼吸让心情平静下来

呼吸前的准备：自由放松

呼吸前，要先进行放松活动。

孕妈妈可以自由选择场所，床或沙发都可以，地板上也不错，只要你觉得腰背舒展就好。然后放松全身，微闭双目，双手放在你觉得舒适的地方，如身旁或腹部。穿宽松的衣物或运动服能帮助放松身体。

深呼吸

一边用鼻子吸入长长的一口气，一边默数"1、2、3、4、5"（约5秒钟，你在吸气时感觉到不能再吸就可以了，不一定非要5秒钟），吸气时要让自己感到气体被储存在腹中。

然后，慢慢地将气呼出来，用嘴或鼻子呼气都可以，关键是要缓慢、平静地呼出来，时间可以达到吸气时间的两倍。就这样反复呼吸几次，孕妈妈很快就能感觉心情平静、头脑清醒了。

疾病与用药

1 如何缓解激素变化导致的牙龈出血

孕期，激素的变化会影响口腔黏膜，使之变薄变脆，所以孕妈妈很容易牙龈出血，需要勤漱口、勤刷牙，注意口腔卫生。

每次吃完东西及时漱口，能避免食物残渣发酵腐蚀牙齿，减少口腔细菌的繁殖。漱口水可以是清水，也可以是淡盐水或2%的苏打水。此外，可以尝试用牙线清洁牙齿，牙线能清理到牙缝里的残渣，清洁效果比较好。

孕期使用的牙刷最好是软毛刷，可减少对牙龈的刺激。每次刷牙牙膏也不需要很多，一般占到刷头的1/3或1/4即可。而且，牙膏清洁牙齿主要靠其中的摩擦颗粒，而不是泡沫，所以最好不要在刷牙前将牙膏蘸水，那样会降低摩擦颗粒的作用。

另外，最好每次吃饭后用淡盐水漱口。

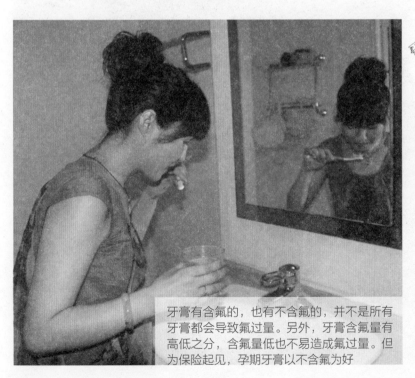

牙膏有含氟的，也有不含氟的，并不是所有牙膏都会导致氟过量。另外，牙膏含氟量有高低之分，含氟量低也不易造成氟过量。但为保险起见，孕期牙膏以不含氟为好

孕期便利贴

预防牙龈出血

1.多吃富含维生素C的水果（如草莓、猕猴桃）、蔬菜（如西红柿、胡萝卜）和含钙的食物。

2.每天用具有杀菌功能的漱口水多漱口几次。

3.使用短软毛的牙刷轻轻刷牙，这样不易引起牙龈出血。

4.三餐后立即刷牙。可以随身携带一套牙膏牙刷，以便随时刷牙。

5.使用电动牙刷。清洁效果比传统牙刷好。

6.少吃黏牙的糖果和糕点。

2 巧妙应对胃灼热

孕妈妈可能会从第2个月开始，直到分娩，常感到胃部灼热，也就是俗话说的"心口窝痛"，会从胸骨后向上方放射，有时烧灼的感觉会加重，变成烧灼似的疼痛，病痛的部位一般在剑突的下方，这就是医学上说的妊娠期胃灼热症。

为了防治胃灼热症，应注意以下几点：

1.孕妈妈应少吃多餐。进食量多或饮大量的液体则会积聚在胃肠中，使胃内压力增加，胃酸易返流到食道。

2.孕妈妈要戒烟戒酒。烟和酒很容易影响到宝宝的生长，使发生胃灼热的机会增加。

3.控制饮食，避免肥胖。肥胖的孕妈妈食道下段括约肌功能会减退，容易发生胃灼热。

4.每天进行适当的体育运动，如散步等。

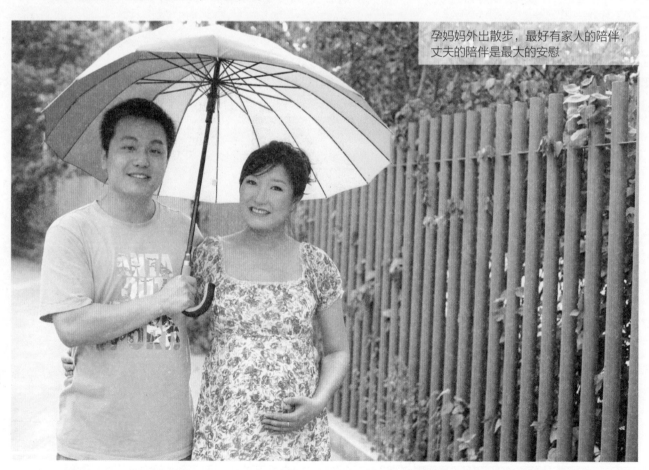

孕妈妈外出散步，最好有家人的陪伴，丈夫的陪伴是最大的安慰

PART 5

孕4月

骨骼和肌肉：慢慢发达。

四肢：胳膊和腿能做轻微活动了。

胎盘：已形成，羊水快速增加。

内脏：大致发育成形。

心脏：波动增强，通过超声波可检测到胎心音了。

眼睛：眼睑长成，且覆盖在眼睛上。

毛发：脸上出现细小的毛发，身体覆盖着细小松软的胎毛。

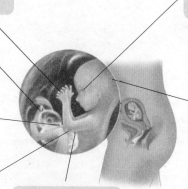

乳房胀大，乳晕颜色加深且直径有所增大。

子宫壁厚厚的肌肉延伸着，开始挤占空间。

下腹部微微隆起，子宫底在脐耻之间，腹围增加了约2厘米。

子宫如成人拳头般大小。

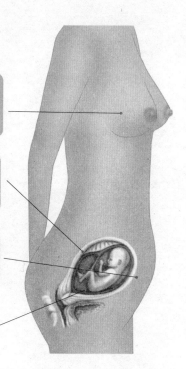

孕4月末期，胎宝宝的身长约16厘米，体重约120克，相当于两个鸡蛋的重量

保持快乐心情

把汤姆猫当成宝宝来对话吧

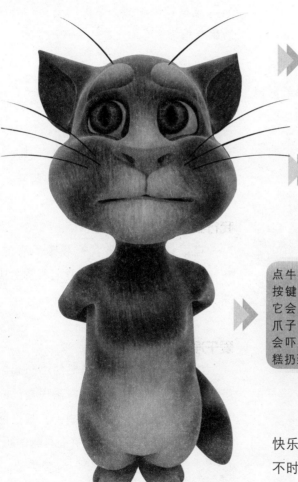

跟它说话，它会用有趣的声音重复你的话。

打它的头，它会装成被打的样子，连续打它还会"咚"一下倒地不起；抚摸肚子，它会打呼噜；打肚子，它会"咕噜咕噜"地装肚子疼；抓尾巴，它会生气；戳脚，它会抓着脚发出"哎哟哎哟"的痛苦声。

点牛奶按键，它会喝一杯牛奶；点交叉手按键，它会"噗噗"放屁；点锣形按键，它会"啪啪"拍锣；点猫爪按键，它会用爪子在屏幕上划出痕迹；点小鸟按键，它会吓走一只小鸟；点蛋糕按键，它会把蛋糕扔到屏幕上。

既然扮作胎宝宝的小汤姆能让你如此快乐，要对它好一点啊。每天几杯牛奶，不时抚摸抚摸，陪它聊聊天，它才会如同胎宝宝一样又乖又健康地成长。

轻松胎教方案

1 教胎宝宝认简单的字

做几张识字卡片吧

找点硬纸，剪成适当大小的卡片，在上面写上"人、口、手、鼻、耳、眼"。孕妈妈在写的时候可以用不同颜色的彩笔，漂亮的颜色更能引起胎宝宝的注意，也能加深他对色彩的认知。

开始教宝宝认字

在脑海中一遍遍描摹这些字的写法，然后大声地朗读出来。孕妈妈可以指着自己的耳朵说："宝宝，这就是'耳'，你的耳朵在哪里呢？让妈妈来摸摸吧！"这样能让胎宝宝更积极地参与到有趣的学习过程中来。

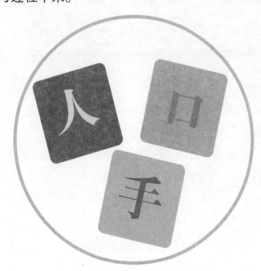

2 "猫"星人的神奇之处

猫是家庭中极为常见的宠物。与猫有关的有趣故事有很多。

非常爱睡觉

猫一天中有14~15个小时是在睡眠中度过的，有的甚至能睡上20个小时，所以被称为"懒猫"。其实，猫有3/4是假睡，只要有点声响，它的耳朵就会动，有人走近它就会一下子站起来。

我行我素

猫很任性，经常我行我素。有时，你怎么叫它，它都当没听见。猫和主人不是主从关系，而是朋友关系。

爱干净

猫的舌头上有许多粗糙的小凸起，这是猫清除脏污最合适的工具。猫经常清理自己的毛，还爱舔身子。饭后会用前爪擦擦胡子，被抱后会用舌头舔舔毛。这些都是猫在去除身上异味的行为。

3 欣赏年画《射桃子》

看这个胖娃娃，手里拿着弓，眼睛看着被箭射中的桃子，露出欣喜的表情，一副憨态可掬的模样！又大又圆的桃子鲜美诱人，令人垂涎欲滴。

看到这幅图，孕妈妈是不是在想象着自己的宝宝也如此活泼可爱呢？

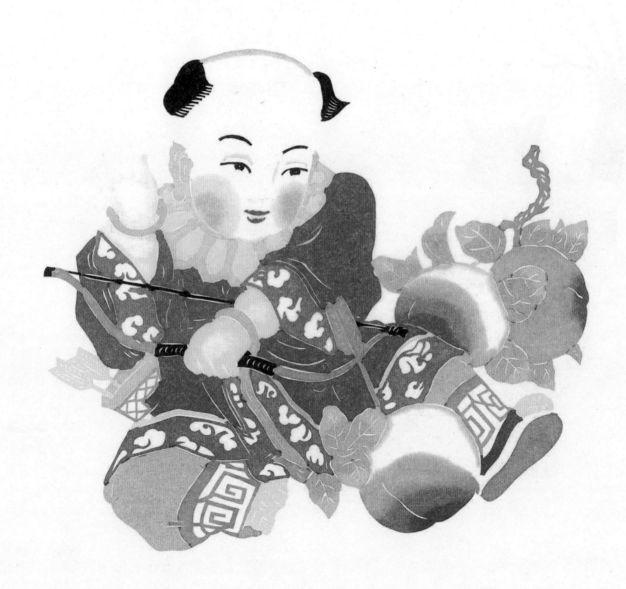

4 胎教故事：《小狐狸的冰池子》

今天虽然天气很寒冷，可是没有刮风，阳光特别灿烂。小狐狸在院子里铺上一块大花布，把朋友们送给它的礼物都摆出来好好晒晒。然后，小狐狸就忙着收拾屋子了，都忘记了自己还在院子里晒着宝贝呢。傍晚时分，北风刮着，将这些礼物都吹进了院子里的大水池里了。

第二天早晨，风停了，小狐狸走进院子里，刚扭过头，就发出了惊讶的呼喊。因为院子里的水池结了厚厚的一层冰，他的那些宝贝礼物全都被冻住了，池子变成了色彩缤纷的冰池子。看着漂亮的冰池子，小狐狸笑了，自言自语："把美丽的记忆都冻住，也是一件不错的事情。"

"哎呀，冻死啦！"笨笨熊急匆匆地跑来对小狐狸说，"昨天我卧室的墙壁破了一个窟窿，北风呼呼地灌进来，我都快冻僵了。"

"别急，我有办法。"小狐狸说着，进屋找出锯子，就在冰池子上忙活开了。小狐狸从冰池子里锯了一块冻着许多五颜六色花瓣的幸运星，他将这个冰块比画了大小，正好嵌进了笨笨熊家墙壁的窟窿里。笨笨熊再也不用担心受冻了。笨笨熊快活地说："睡觉时看着这些花瓣星星，我就能够梦见鲜花绽放的春天！"

北风过去了，大雪也过去了，春天到了。笨笨熊的泥巴屋子的窟窿里长出了漂亮的玫瑰花枝，越长越高，越来越茂密……

营养饮食

1 准备点健康零食

早孕反应即将过去，孕妈妈的食欲会增加，经常会感到饥饿，总想吃东西，这是正常的。这时候，胎宝宝的身体大部分已构造完成，接下来就会进入全速发育阶段，需要大量能量。孕妈妈这时候可以准备点健康的小零食。适合孕期食用的零食一般是新鲜水果或干果，如苹果、香蕉、葡萄干等，还可以准备些核桃、板栗、腰果、杏仁等。

但是，坚果含脂肪量较高，吃多了容易发胖或影响食欲，不能多吃。还应备一些抗饿的食物，如全麦面包、苏打饼干、高纤饼干等，在两次正餐中间吃，补充能量。

2 补充膳食纤维，防治便秘

现在，孕妈妈的体重在稳步增加，应该多吃一些富含膳食纤维的润肠食物，来缓解子宫增大压迫直肠所形成的便秘。

膳食纤维可以增强自身的免疫力，促进消化，由此为胎宝宝提供更充足的营养来源；而且膳食纤维还有降低胆固醇、降低血压、预防糖尿病等功效。孕妈妈摄入足够的膳食纤维，可以有效地预防妊娠合并症的发生；另外，孕妈妈合理补充膳食纤维，还可以起到通便、利尿、清理肠胃的作用。

但是需要注意的是，如果患有胃肠及消化道疾病，则不宜多食富含膳食纤维的食物。

3 怎样合理补充膳食纤维

建议孕妈妈膳食纤维每日总摄入量20~30克。一般情况下，人们每日从膳食中摄入8~10克膳食纤维（相当于摄入500克蔬菜、250克水果）。

富含膳食纤维的食物包括：谷类（特别是一些粗粮）、豆类及一些蔬菜、薯类、水果等。目前也有一些膳食纤维含量高的保健食品上市，特别是一些可溶性膳食纤维，由于食用非常方便、体积小、无异味，是较好的保健食品。

4 补足促进甲状腺发育的碘

在孕14周，胎宝宝的甲状腺开始起作用，自己制造激素。碘对甲状腺有重要的调节作用。孕妈妈如果摄入碘不足，会导致胎宝宝的甲状腺功能低下，身体发育迟缓，还会影响胎宝宝中枢神经系统，尤其是大脑的发育，所以，孕妈妈一定要注意碘的摄入。

食用盐中一般都加入了碘，常人正常吃盐就可以补充足够量的碘，但孕妈妈在孕期不宜多吃盐，每日需要控制在5克以下，所以需要再吃些含碘丰富的食物，如每天可摄入150毫克碘化钾，以补充食物中摄入碘的不足。

含碘丰富的食物一般都是海产品，如鱼类、贝类、海藻等，孕妈妈每周可吃两次海产品。

5 体重超标该怎么吃

体重超标的孕妈妈要考虑减少碳水化合物的摄入，用蔬菜和水果来补充。为预防碳水化合物摄入过度，孕妈妈可以在进餐时先进食蔬果，将碳水化合物含量丰富的谷类等食物放到后面。此外，不要吃太多甜食。但是，体重超标的孕妈妈千万可不能用节食的方法控制体重，否则对妈妈和宝宝的健康都不利。

6 体重不达标该怎么吃

孕妈妈若体重不达标，各类营养素都要适当均衡地增加摄入量。如果孕妈妈食量较小，可以减少些蔬果的摄入，以碳水化合物和蛋白质补充。另外，要增加一些零食，坚果和牛奶都是不错的选择，还可以喝些孕妇奶粉。实在吃不下饭的孕妈妈需要遵医嘱补充药用维生素、微量元素及宏量元素等。但是，体重不达标的孕妈妈千万不要靠吃甜食来增重。

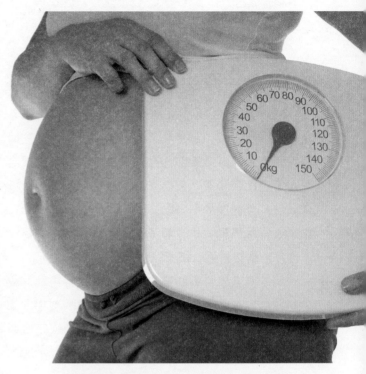

孕妈妈吃好更要吃对，才能保证养胎不长肉

7 孕4月一日食谱推荐

餐次	时间	食谱参考
早餐	7：00—8：00	牛奶麦片粥1碗，烧饼1个，煮鸡蛋1个
加餐	10：00	香蕉1根，酸奶1杯
午餐	12：00—12：30	米饭150克，番茄炒蛋1份，松仁玉米1份，海带牡蛎汤适量
加餐	15：00	麦麸饼干2片，坚果适量
晚餐	18：00—18：30	什锦果汁饭1碗，虾仁炒芹菜1份，木耳肉丝蛋汤适量
加餐	21：00	牛奶1杯，坚果适量，蔬果沙拉1份

健康生活须知

1 开始穿宽松、舒服的衣服

孕妈妈服饰以宽松为宜

女性怀孕后，宝宝在体内不断成长发育，会让孕妈妈逐渐变得腹圆腰粗、行动不便，乳房也为了适应哺乳的需要而逐渐丰满。所以在怀孕期间，孕妈妈的服装应以宽松、舒适、大方为主。夏天最好选择吸汗、凉快的衣料；冬天要穿得柔软、保暖，注意要比平时厚一些。

远离化纤类衣物

孕妈妈如果贴身穿化纤衣物，很容易在腋窝、后背、臀部等与化纤接触的地方出现小颗粒状丘疹，周围还会有大小不等的片状红斑，还伴有瘙痒和不适感。医生会开些镇静药物和脱敏、消炎药，但这会影响宝宝的发育，甚至导致宝宝畸形。所以，孕妈妈要远离化纤类衣物。

内裤选择很重要

怀孕1~3个月，宝宝的身长约9厘米，孕妈妈的身体没有明显变化，还可穿普通的纯棉内裤。怀孕4~7个月，孕妈妈的腹部明显鼓起，外观开始变化，可以穿着能包裹整个腹部的高腰孕妇内裤。怀孕8~10个月，孕妈妈腹壁扩张，特别是到了10个月，变大的子宫会向前倾，腹部更加突出，选择有前腹加护的内裤会比较舒适。

2 看电视需要注意什么

每次看电视不超过两小时，每看一小时左右应稍微休息几分钟。

挑选轻松、欢快的节目，不要看影响孕妈妈情绪的节目。孕妈妈要抱着欣赏和消遣的情绪来看，不要看情节过于紧张或场面惊险的节目，不要过分投入。

看电视时，与电视机的距离应大于屏幕对角线5倍的长度。

姿势要正确，避免引起躯体疲劳。长时间看电视的话，要时常调整坐姿。

看电视1~2小时后，要打开窗户，让室内通风。看完电视，最好洗一下脸。

看电视时，少吃零食，音量也不要放得太大。

全家看电视时，周围要禁止吸烟，免得孕妈妈被动吸烟。

3 孕妈妈不要久站久坐

孕妈妈怀孕后，很容易出现下肢和外阴部静脉曲张。静脉曲张往往会随着妊娠月份的增加而逐渐加重，越是到怀孕晚期，静脉曲张会越厉害。而且经产妇会比初产妇更加严重。这主要是因为在怀孕后，子宫和卵巢的血容量增加，以致下肢静脉回流受到影响。增大的子宫压迫盆腔内静脉，阻碍下肢静脉的血液回流，使静脉曲张更为严重。

静脉曲张的减轻和预防措施

　　孕妈妈要休息好。有些孕妈妈因工作或生活习惯经常久坐久站，容易出现下肢静脉曲张。要注意不要久坐久站，这样就可以避免下肢静脉曲张。

　　静脉曲张严重的话可以用弹力绷带缠缚下肢。有的孕妈妈已经出现下肢或外阴部静脉曲张，如果觉得下肢酸痛或肿胀、容易疲倦、小腿隐痛、踝部和足背有水肿、行动不便时，孕妈妈更应注意休息，严重的需要卧床休息。用弹力绷带缠缚下肢，或穿弹力袜以防曲张的静脉结节破裂出血。一般在分娩后静脉曲张就会自行消退。

4 肚子中出现的颤抖有可能是胎动

　　在本周，最重要的变化是大多数孕妈妈能感觉到胎动了，这是非常神奇而有趣的一种经历。但有些人不一定知道那就是胎动，可能要17周或18周待胎动多起来了才会恍然大悟：哦，原来这就是胎动啊！有的孕妈妈觉得肚子里如同喝了汽水般蠕动，有的则觉得如同蝴蝶停留在肩膀上抖动，这是不同的孕妈妈对胎动的不同感觉。

5 有规律的胎动

　　在整个孕期，胎动的规律是从无到有、从少到多，再从多到少。胎宝宝的活动在孕8周末就已经出现，孕12周末就已经比较频繁，只是动作比较轻微，孕妈妈感觉不到而已。有经验的孕妈妈会在孕16周或者更早些时候察觉，但不会超过孕5月。如果进入孕5月仍然没有胎动，就需要到医院检查了。

胎动的变化：

　　在孕18~20周，胎宝宝每天的胎动次数平均为206次；

　　到了28~32周，胎宝宝每天的胎动明显活跃且频繁，达到高峰，每天可达570次；

　　到32周以后，胎宝宝逐渐占满整个子宫空间，并逐渐下降到盆腔，活动空间减少。

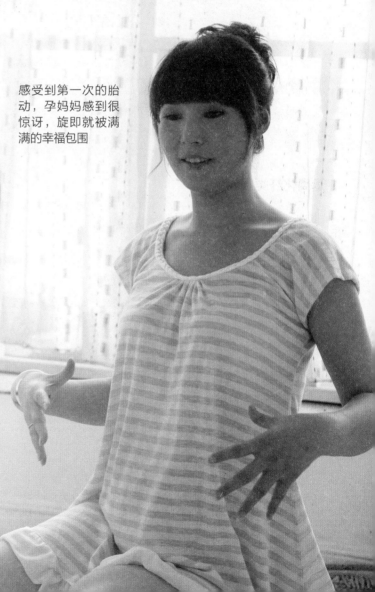

感受到第一次的胎动，孕妈妈感到很惊讶，旋即就被满满的幸福包围

职场我最大

1 保持良好的工作状态

孕妈妈在工作的时候，要像非孕期时那样，全身心地投入到工作当中去，尽量不要做与工作无关的事情，例如浏览育儿网站、看育儿心得等。要做到准时上下班，开会时尽量避免去卫生间，不要无休无止地向同事抱怨怀孕的辛苦和劳累，因为别人不会一直对怀孕的话题感兴趣。

2 工作时要学会克制情绪

怀孕后孕妈妈由于生理和工作的原因，有时候情绪难免会波动，作为职场孕妈妈，一定要学会控制自己的情绪和声调，不要长时间处于偏激、焦虑和愤怒的情绪之中，否则很容易使胎宝宝感染上某种焦虑、偏执的气质；另一方面，孕妈妈即使心生不快，也不要立即拨通电话和家人倾诉，要知道自己正在上班，在工作时间谈论这些话题，无疑会影响到周围同事的正常工作，孕妈妈要尽量克制。

3 不要总拿怀孕说事

怀孕后要做的事情很多，但孕妈妈也不可以此为借口迟到、早退或请太多假甚至推脱自己分内的工作，要知道这样做，会给你的上司或同事留下不好的印象，因为怀孕毕竟是你的私事。

4 不要失态

进入孕中期之后，胎宝宝发育迅速，对营养的需求也增加很多，孕妈妈时常会觉得饥肠辘辘，不免在工作时间会吃些小零食，这时候孕妈妈千万要注意，吃零食时不可咂嘴，弄得声响很大。

另外，为了避免水肿的发生，孕妈妈可以在工作时找个小凳子把脚垫高，但要注意不可脱鞋或把脚伸得太高，以免影响到其他同事。

再者，爱美的孕妈妈也不可在座位上总拿镜子来照妊娠斑，觉得肚子发痒而挠个不停等诸如此类不合时宜的举动，孕妈妈上班时千万要避免。

5 按摩腹部，让胎宝宝配合工作

这个时候的胎宝宝已经能够"聆听"妈妈的声音了，因此孕妈妈也不要永远沉浸在自己的工作中，忘记和胎宝宝的交流。孕妈妈可以每隔30~45分钟按摩一次腹部，让胎宝宝感觉到妈妈的存在，从而增加安全感，并告诉胎宝宝："在妈妈工作时不要乱踢乱动噢！"

运动休闲

1 散步能让孕妈妈吸入更多氧气

到了本周，怀孕早期经常担心的流产危险基本消失，现在孕妈妈和胎宝宝是比较安全的，可以每天抽点时间散散步。孕妈妈通过适当的散步能使自己吸入更多的氧气，不仅可以促进胎宝宝脑部的发育，还能调节孕妈妈的心情。

确认身体处于良好的状态

散步前，要确认自己的身体不存在任何问题。

穿舒适、轻便的鞋

孕妈妈最好穿轻便的鞋，开口宽敞、低面、弹性好的鞋子是最佳选择。另外，穿棉袜可以保护孕妈妈的足部。

摄取充足的水分

在散步前，要准备好大麦茶或矿物质饮料，为身体供给充足的水分，防止出现脱水症状。

控制速度

孕妈妈要根据自己的身体状态来调节走路的速度，保持愉快的心态，这样才能获得最佳的散步效果。

选择适宜的散步地点

最好选择平坦的土地或草地。

放松呼吸

用鼻子吸入长长的一口气之后稍做停顿，然后随着"呼"的一声把气息从口中排出，发生阵痛时也需要用到与此类似的呼吸法，从现在就试着练习吧。

正确的姿势

孕妈妈在散步时，要挺起胸部，注视前方，步伐不要迈得太大，要给双脚留出一定的自由活动时间。

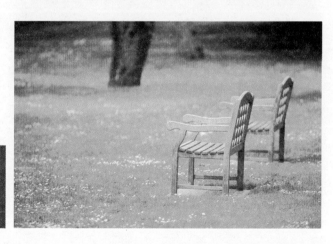

孕期便利贴

在寒冷的冬天或是其他不宜外出的时节，最好打开家里的窗户进行换气，并借助简单的体操运动来增加氧气的摄入量。

2 孕妈妈做有氧操

今天的胎教内容就是孕妈妈做有氧操，和宝宝一起活动活动筋骨吧！

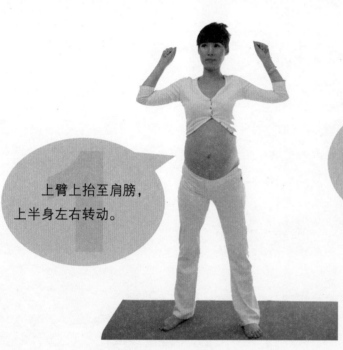

上臂上抬至肩膀，上半身左右转动。

手臂向后伸展，上身弯曲与地面平行，抬起头，眼看前方。

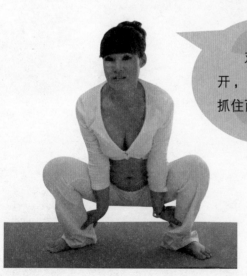

双脚用力分开，蹲下，双手抓住两脚脚踝。

两脚分开，膝盖伸直，双手抓住两脚脚踝。

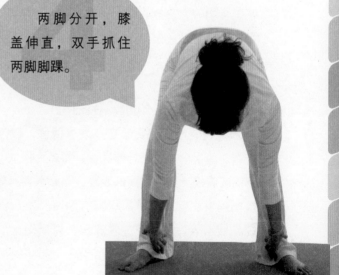

疾病与用药

1 孕早期虽过去，但还有不少孕妈妈会呕吐

怀孕13周，大部分孕妈妈过了呕吐最严重的时候，但有的孕妈妈会一直持续到孕四、五月。注意下面的减轻呕吐的方法吧。

每天保持高蛋白质、高钙的膳食。准爸爸可以亲自下厨，为孕妈妈烹调她喜欢的食物。

鼓励多喝流质，特别是牛奶。准备一个大水壶放在床边，同时还要避免喝咖啡，因为咖啡会使身体脱水。

要留意能够让人产生恶心的场景或者气味，尽量让孕妈妈远离这些，而且一些油腻和辛辣的食物也要尽量避免。

鼓励每天少食多餐，最好是每隔2~3个小时吃一顿。有一些办法减轻晨吐，你也可让妻子试一下：早晨起床，先喝一杯温开水。

吃些食物，之后躺在床上休息20分钟左右再起床工作。

可以在床边放一些小饼干和零食，因为孕妈妈会随时需要一些食物，但尽量选择一些低脂肪、低盐、低糖的。

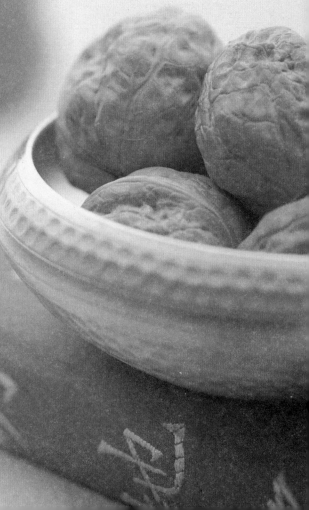

坚果类食物，如核桃等，适合孕吐的妈妈食用，但其热量比较高，吃2~3个为宜

2 孕妈妈要重视腹泻问题

一般来说，孕妈妈比较容易发生便秘，往往是隔日或数日大便一次。如果孕妈妈在妊娠期间，每日大便次数增多，便稀，伴有肠鸣或腹痛，这是腹泻的表现，孕妈妈要给予重视。

准妈妈发生腹泻的常见原因有肠道感染、食物中毒性肠炎和单纯性腹泻等。对于单纯性腹泻，可以用止泻药来治愈，不会对孕妈妈造成伤害。对因肠道炎症引起的腹泻，孕妈妈大便

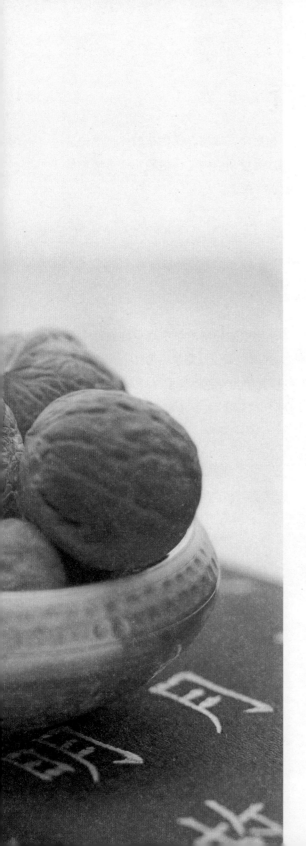

次数会明显增多，比较容易引发子宫收缩甚至流产，应去医院请教医生。

患有食物中毒性肠炎更应立即去医院检查，否则会对孕妈妈和胎宝宝的健康造成威胁。

3 防治妊娠期滴虫性阴道炎

孕妈妈如果患有妊娠期滴虫性阴道炎，会发现白带增多，呈灰黄色，且伴有臭味，严重的还混带着血液。具体防治措施如下：

妊娠前应进行妇科病的检查，如发现滴虫，要积极治疗，能有效防治妊娠期滴虫性阴道炎。

孕妈妈尽量不要去公共的浴池、浴盆、游泳池，使用公共坐便器和衣物等，以降低间接感染的概率。准爸爸如果受到滴虫感染，要尽早彻底治愈。

孕妈妈可以使用甲硝唑阴道栓剂，每晚睡前清洗外阴后，置入阴道深处1枚，10日为1个疗程。准爸爸可服甲硝唑，每次0.2克，一日三次，7天一个疗程，同时治疗。

在治疗的过程中，为了防止重复感染，内裤、毛巾、浴巾应煮沸5~10分钟，以消灭病菌源。妊娠早期，孕妈妈不要服用驱虫药，否则易导致宝宝畸形。

4 如何预防妊娠期滴虫性阴道炎感染

孕妈妈最好不要去或尽量少去公共场所，杜绝各种感染机会。

孕妈妈要注意个人卫生和环境卫生。平时要注意外阴部的清洁卫生，居室中最好保持良好的通风和日光照射。

孕妈妈至少每月或每两周去医院检查一次小便，以便及时发现和治疗因尿路感染而导致的不适症状。

妊娠14~19周+6产前检查

健康教育及指导

1. 流产的认识和预防。
2. 妊娠知识。
3. 营养和生活方式的指导。
4. 孕中期胎儿染色体非整倍数异常筛查的意义。
5. 血红蛋白<105g/L，血清铁蛋白<12ug/L，补充元素铁60~100mg/d。
6. 开始补充钙剂。

常规检查

1. 分析首次产检的结果。
2. 询问阴道出血、饮食、运动情况。

3. 身体检查，如血压、体重、评估孕妇体重增长是否合理；宫底高度和腹围，评估胎儿体重增长是否合理；胎心率测定。

必查项目

无。

备查项目

1. 胎儿染色体非整倍体异常的孕中期母体血清学筛查（妊娠15~20周，最佳检测孕周为16~18周）。
2. 羊膜腔穿刺检查胎儿染色体核型（妊娠16~21周，针对孕产期时孕妇年龄大于35岁或高危人群）。

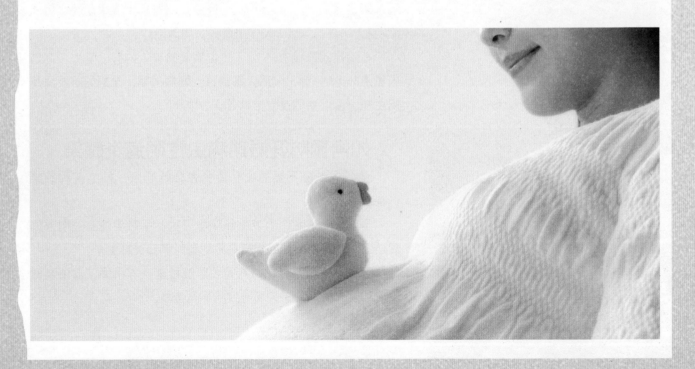

PART 6

孕5月

乳房不断增大，乳晕颜色继续加深。乳房分泌浅黄色初乳，为哺乳做准备。

子宫如成人头部大小，下腹部明显隆起。

胎盘：直径有所增加。

大脑：仍在发育。

头发：长了一层细细的异于胎毛的头发。

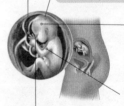

四肢：骨骼和肌肉发达，胳膊和腿不停地活动着。

眉毛：开始形成。

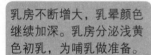

臀部更加丰满，外阴颜色加深。

子宫底的高度约与肚脐齐平。

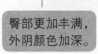

孕5月末期，胎宝宝的身长约25厘米，体重约250克，约为1个大鸭梨的重量

保持快乐心情

一家三口的互动游戏

孕妈妈和准爸爸轻轻拍打或抚摸孕妈妈的腹部，是对胎宝宝的一种爱抚和触摸，可以促进胎宝宝的感觉系统发育。准爸爸还可以把耳朵贴在孕妈妈的肚皮上，听一听胎宝宝的声音。这种亲密的互动，可以促进准爸爸、孕妈妈及胎宝宝的情感交流。

在做抚摸胎教前，孕妈妈要先排空小便，平卧在床上，膝关节向腹部弯曲，双脚平放在床上，全身放松，此时的腹部柔软，很适合抚摸。

刚开始做抚摸胎教时，胎宝宝的反应较小，准爸爸或者孕妈妈可以先用手在腹部轻轻抚摸，抚摸时顺着一个方向直线运动，不要绕圈，然后再用手指在胎宝宝的身体上轻压一下，给他适当的刺激。

胎宝宝习惯后，反应会越来越明显，每次抚摸都会主动配合。每次抚摸开始时，可以跟着胎宝宝的节奏，胎宝宝踢到哪里，就按到哪里。重复几次后，换一个胎宝宝没有踢到的地方按压，引导胎宝宝去踢，慢慢地，胎宝宝就会跟上准爸妈的节奏，按到哪儿踢到哪儿。也可以轻推胎宝宝的背部，帮他翻身。

长时间进行抚摸胎教后，准父母就可以用触摸的方式分辨出胎宝宝圆而硬的头部、平坦的背部、圆而软的臀部以及不规则且经常移动的四肢。

孕期便利贴

进行抚摸胎教该注意些什么

1. 抚摸时间不宜过长，每天2~3次，每次约5分钟。

2. 动作要轻柔，轻轻触摸、拍击即可，不可过于用力。

3. 不要用手在肚子上绕圈，以免宝宝跟着转圈，导致脐带绕颈。

4. 刚开始做抚摸胎教时，胎宝宝如反应很大，说明还不习惯，孕妈妈要马上停止，下次再给予适当刺激，让宝宝慢慢适应。

哪些情况下不宜进行抚摸胎教

◎胎动频繁时，最好不要做抚摸，否则容易造成脐带绕颈。

◎出现不规则宫缩时。孕后期，子宫会出现不规律的宫缩，宫缩的时候，肚子会发硬。孕妈妈如果摸到肚皮发硬，就不能做抚摸胎教了，需要等到肚皮变软了再做。

◎习惯性流产、早产、产前出血及早期宫缩。孕妈妈如果有习惯性流产、早产、产前出血及早期宫缩的现象时，就不宜进行抚摸胎教了。

轻松胎教方案

1 读读《狐狸和樵夫》的故事

狐狸为躲避猎人们的追赶而逃窜，恰巧遇见了一个樵夫，便请求让它躲藏起来，樵夫叫狐狸去他的小屋里躲着。一会儿，许多猎人赶来，向樵夫打听狐狸的下落，他嘴里一边大声说不知道，又一边做手势，告诉他们狐狸躲藏的地方。猎人们相信了他的话，但没留意他的手势。狐狸见猎人们都走远了，便从小屋出来，什么都没说就要走。樵夫责备狐狸，说自己救了它一命，它却一点谢意都不表示。狐狸回答说："如果你的手势与你的语言是一致的，我就会好好地感谢你了。"

解读：这个故事说明了人们要注意远离那些嘴里说要做好事，而行为上却作恶的人。

2 适合在家看的温情电影

电影	心动指数	不得不看的理由	电影	心动指数	不得不看的理由
《泰坦尼克号》	♥♥♥♥♥	深海永恒，爱情经典	《黑暗中的舞者》	♥♥♥♥♥	唯美感性、充满力量
《肖申克的救赎》	♥♥♥♥♡	启迪人心，挖掘人性	《永不妥协》	♥♥♥♥♥	真诚、励志
《通天塔》	♥♥♥♥♡	语言的不同，温情永恒	《跳出我天地》	♥♥♥♥♥	美妙的追求梦想之路
《香草的天空》	♥♥♥♥♡	汤姆·克鲁斯的经典之作	《侧耳倾听》	♥♥♥♥♥	关于初恋和成长的故事
《浓情巧克力》	♥♥♥♥♥	散发着浓浓法国爱情巧克力味	《剪刀手爱德华》	♥♥♥♥♥	纯净爱情
《断背山》	♥♥♥♥♡	另类的爱情，触目而深刻，隽永深邃	《傲慢与偏见》	♥♥♥♥♥	纯净、朦胧、浪漫
《罗密欧与朱丽叶》	♥♥♥♥♥	经典的爱情故事	《云中漫步》	♥♥♥♥♥	美丽的葡萄园、田园风格

3 胎教故事：《聪明的木匠》

小木匠和地主是邻居，门对着门。这个地主非常霸道，村子里的人他都欺负，小木匠也被他欺负得够呛。

有一天早上，地主起床后，发现大门坏了。大家都讨厌地主一家人，所以，地主还真查不出来到底是谁砍了他家的门。

地主只好请小木匠来重新为他做一扇门。地主家里木料多得是，堆在仓库里都被虫子咬了。可是地主硬是只拿出了刚好够做一扇门的木料。

过了几天，地主在家算账，小木匠推门进来问："门做好了，还要做什么吗？"地主高兴坏了，以为还有剩余的木料，于是赶紧说："再做一扇窗户。"小木匠就去把刚刚做好的门拆了，做了一扇窗户。

做好后，小木匠又去问还要做什么。地主以为还有剩余的木料呢，就说："那就再做一个锅盖。"小木匠又回去拆了窗户，做了一个锅盖。

锅盖做好了，小木匠又去问还要做什么。地主想，即便还有剩的木料，肯定也是一点点边角料了，于是说："那就给我做一个紫砂壶的盖子。"原来地主有个紫砂壶，盖子掉地上摔碎了，他又舍不得扔，想再配个盖子，接着用。

盖子做好了。地主主动问起来，问剩下的木料还够做点什么。小木匠说："能够做一个鼻烟壶盖。"地主忙不迭地让小木匠去做。

于是，小木匠就把紫砂壶的盖子拆开，做了一个小小的鼻烟壶盖子。

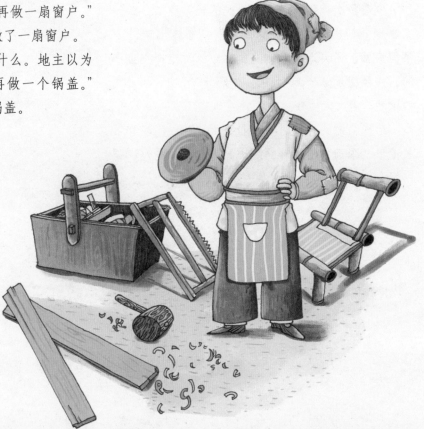

营养饮食

1 食物和营养品双重补钙

孕中期，孕妈妈每日钙需要量约为1000毫克，孕晚期约为1200毫克。此时，从食物中摄取的钙质已经无法满足需要了。合理饮食，每天可以从食物中摄取800毫克的钙质，其余的就需要通过营养剂来补充。所以，最好食物、营养品一起补充。

2 怎样让钙质的吸收利用达到最大化

少量多次补钙。人体吸收钙的能力有限，如一次性摄入过多，钙来不及吸收就会被排出体外，不但浪费，还会造成身体的负担。钙片选择剂量小的，并且每天分2~3次服用；牛奶分2~3次喝，补钙效果就可以大大提高。

选择合适的补钙时间。血钙浓度在后半夜和早晨最低，睡前半小时补钙能提高吸收率，最好喝鲜牛奶。

在补钙的同时适量补充些维生素D，多晒太阳，能促进钙质的吸收。

3 妊娠期糖尿病要避免高糖饮食

孕妈妈如果有妊娠期糖尿病，是高危妊娠，需要严格控制。预防妊娠期糖尿病，最基本的就是少吃高糖食品。

喜欢吃甜食的孕妈妈尤其要注意忌口，高糖的蛋糕、面包、糖果、含糖量高的水果都不能多吃。另外，需要提醒，现在有的食物如面包、蛋糕、零食等都宣称是无糖食品，其实这些食物并不是无糖，而是没有添加精制糖，如蔗糖、蜜糖等。其实，制作这些食物的面粉都是碳水化合物，进入身体后可以升高血糖值。所以，不能看见"无糖"就无所顾忌地多吃这类食品。

补钙的时候，尽量避免和碱性食物、富含铅的食物同食，否则会影响人体摄入钙元素的能力

4 补铁防妊娠期贫血

铁能够参与血红蛋白的形成，从而促进造血。孕妈妈如不注意补铁，会引起缺铁性贫血，很容易导致早产、宝宝体重低及生长迟缓等。

怀孕期间，需铁量会增加。在孕4～6个月，平均每日应摄入25毫克；孕7～9个月，平均每日应摄入35毫克；产前和哺乳期，平均每日应摄入25毫克。

食物中，动物肝脏、动物血、瘦肉、海带、紫菜、木耳、红糖、干果、蛋、豆类、桃、梨、葡萄、菠菜、芹菜等水果和蔬菜中都含有丰富的铁质，孕妈妈适宜常食。此外，芝麻、花生、核桃等坚果类，对孕妈妈补铁健身也极为有益。

5 补碘让宝宝更聪明

碘是参与甲状腺工作的重要微量元素，能促进蛋白质的生物合成以及宝宝的生长发育。此外，碘还能促进宝宝的智力发育和机体生长。孕妈妈在怀孕期间，碘的需求量增加，如果没有及时补充，很容易造成碘缺乏。

孕妈妈为了自身的健康和宝宝的正常发育，一定要重视补碘，特别是处在缺碘地区的孕妈妈更要多吃富含碘的食物。在食物中，海带、紫菜、鱼肝、海参、海蜇、蛤蜊等海产品含碘量比较高。此外，山药、大白菜、菠菜、鸡蛋等也含有较多的碘。目前推荐孕期在每天正常饮食基础上再补碘150毫克，补充剂型最好为碘化钾。

6 孕5月一日食谱推荐

餐次	时间	食谱参考
早餐	7：00—8：00	牛奶1杯，煮鸡蛋1个，香菇肉包1个
加餐	10：00	香蕉1根，坚果适量，红豆大米粥1碗
午餐	12：00—12：30	米饭150克，苦瓜炒鸡蛋1份，蔬菜沙拉1份，莲子猪肚汤适量
加餐	15：00	豆浆1杯，钙强化饼干4片，酸奶布丁1杯
晚餐	18：00—18：30	茄丁肉丝面1碗，虾仁烩冬瓜150克，猴头菇炖豆腐100克
加餐	21：00	鲜果汁1杯，全麦面包1个，猕猴桃1个

健康生活须知

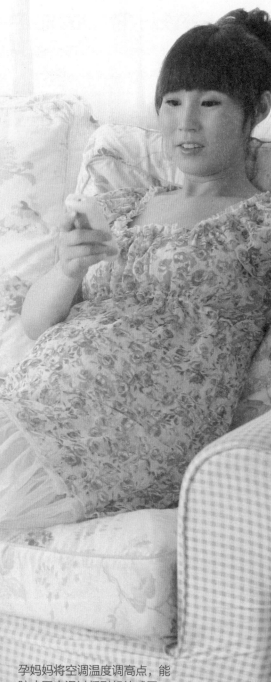

1 孕妈妈该如何使用空调

随着宝宝的长大，孕妈妈会越来越怕热，特别是在夏天的夜里，动不动就是一身汗。孕妈妈是可以用空调的，但要适度，否则会引起很多麻烦，如感冒、咳嗽、关节酸痛、头晕等不适会不期而至。

要经常开窗换气

空调房一般都是比较密闭的，湿度较低，空气质量会下降，细菌、病毒繁殖得比较多。所以，孕妈妈最好还是少待为好。即使用到空调，也应该经常开窗换气，这样才能确保室内外空气的对流交换。

一般开空调1~3小时后关上，打开窗户将室内的空气排出，使室外的新鲜空气进来。

温度不能调得太低

孕妈妈最好将空调的温度设定在23℃~28℃，避免过凉导致感冒，感觉室内微凉就可以了，切忌温度太低，室内外温差太大。此外，孕妈妈皮肤的毛孔比较大，容易受风，孕妈妈不要正对着空调。在空调房中，孕妈妈要用毯子盖着肚子，避免腹部直接受凉。

降温的选择不只有空调

相对于空调，电风扇的降温效果虽然不好，但安全性高些。可以用近似自然风的挡位间断地吹，同时也要避免电扇直吹孕妈妈。

不管是用空调还是电扇，都要控制好时间。长时间吹电扇或空调容易导致孕妈妈出现头晕头痛、疲乏无力等不适。

孕妈妈将空调温度调高点，能防止因室温过低引起的感冒

2 子宫底高度的增长规律

孕妈妈子宫底高度的增长并不是持续稳定的，孕16~36周，每周增长0.8~1.0厘米，平均为0.9厘米，到了孕36~40周时，每周增长0.4厘米；孕40周后，胎头入盆，子宫底高不再增长，反而会降低。

如连续两次或间断三次测量的子宫底高度都偏高，多表示有多胎、羊水过多、胎宝宝畸形、巨大儿、骨盆狭窄等可能。如果子宫底高度连续偏低，则说明胎宝宝可能发育迟缓或畸形。

3 怎样测量子宫底高度

孕16周后就有子宫底高的检测项目了。子宫底高是从下腹耻骨联合上缘中上至子宫底间的长度，孕妈妈、准爸爸也可以学习自己测量子宫底高。

测量子宫底高的难度在于如何找到子宫底。子宫底在饱腹时不容易找到。空腹时则相对容易；平躺下来的时候容易找到，站立时则不容易。找子宫底时，先躺下来，找到耻骨，然后在肚脐上、下或平的位置触摸，直到摸到一个圆圆的轮廓即为子宫底。如果还是没找到，就可以用一只手放在肚脐的位置，另一只手轻轻在腹股沟的位置上下推动，这时可以明显感觉到子宫被上下推动了，就比较容易摸到子宫底了。找到子宫底后，请准爸爸帮忙量从耻骨联合处到子宫底的长度就可以了。

4 肚子大小与胎宝宝发育的关系

实际上，并不是所有孕妈妈腹围的增长都符合这个规律，有可能同样孕龄的孕妈妈肚子并不一样大。而且肚子大小跟孕妈妈的体形也有关系，个子较高、体形偏瘦的孕妈妈肚子较身材娇小、体形偏胖的孕妈妈肚子更显小。如果肚子没别的孕妈妈大，不要太在意，只要胎宝宝的发育在各次产检中表现都正常就没问题。如果总是担心胎宝宝发育异常，对自己、对胎宝宝的发育都没有好处。

另外，有的孕妈妈的腹围呈现间断性的增长，有的阶段增长得较多，有的阶段增长得较少。所以，一次产检中的腹围值不能作为评价的指标，应该动态关注，只要整体的增长正常就没问题。

孕期便利贴

孕期腹围的增长规律

孕20~24周，每周增长1.6厘米；孕24~36周，每周增长0.8厘米；孕36周以后，每周增长0.3厘米；孕16~40周，共计增长值平均为21厘米，平均每周增长0.8厘米。一般来说，孕妈妈的肚子在孕中后期是持续增长的。

职场我最大

1 调适新的生活

职场孕妈妈需要学会慢慢调适新的孕期生活，因为怀孕没有回头路，只能一步步地往前走，孕妈妈不要因为这种一时的不便而心存不快，要学会爱惜自己和腹中的胎宝宝，享受这种即将为人母的快乐。

2 及时缓解抑郁情绪

职场孕妈妈在繁忙的工作之余，要学会适时自我放松，尽量多休息，以免精神过度紧张，对自身和胎宝宝都不利。比如可以尝试变换一下发型或衣服等，让自己的心情好起来；在着急、生气时，要自我告诫，胎宝宝在注视自己呢；向亲朋适当表达自己的情绪和感受，宣泄不良的情绪；适当上上网，浏览一下育儿、早教的频道，逛逛论坛，和其他孕妈妈交流交流心得；甚至向有过孕育经验的同事或朋友请教，以便让自己在角色转换时不那么焦虑。

孕妈妈多看鲜艳的卡片，多读数字和字母，宝宝出生后就会轻松记起这些好朋友了

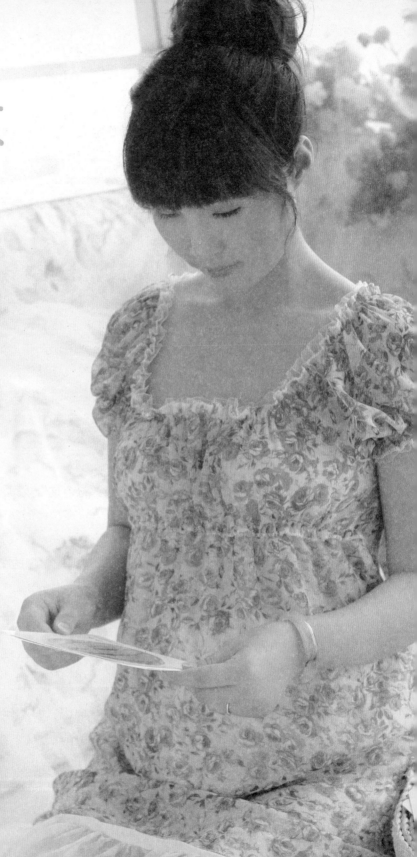

3 职场孕妈妈的减压妙招

减轻负荷

已经怀孕了，你就需要改变一下自己的想法了。要尽量多休息，以免过度疲劳；如果总是像以前那样满负荷工作，会把自己搞得很紧张，甚至焦虑不安，对自己和胎宝宝都没有益处。

调节生活

你需要慢慢调适新的生活，不要因为这种暂时性的不变而不快。应学会休息，学会保护自己和腹中的胎宝宝。

尽早调职

最好尽早通知公司并和公司商讨怀孕后的工作安排，因为有些公司会因孕妈妈的需要而特别将其安排调配到其他工作岗位上。

避免加班

工作应尽力而为，不要经常加班、熬夜，应尽量减少工作量并利用上班时间完成，避免将工作带回家中。

采购减压

在休息日，和丈夫一起准备分娩用品和即将出生的宝宝的必需品，两个人一起逛逛母婴用品店，了解一些相关物品的使用方法，为将来育儿做准备。

4 谨慎使用化妆品

要知道，怀孕中的妈妈最美丽。所以，不管怀孕前是出于工作需要还是个人喜好，现在既然怀孕了，孕妈妈就要多考虑一下腹中小宝宝的安危，若没有特别需要就尽量不化妆，因为很多化妆品中的化学成分会影响到孕妈妈自身健康和胎宝宝的生长发育，如染发剂、冷烫精、口红以及一些美白祛斑化妆品等。

5 职场孕妈妈要知道这三点

调岗。如有需要，孕妈妈要尽早通知单位领导或自己的上司，商量一下怀孕后的调岗事宜，尽量使自己远离对自身或胎宝宝不利的工作环境。

不要加班。新时代孕妈妈在享受上班时光的同时，要注意量力而行，不可与其他同事攀比加班，要尽量避免挑灯夜战。要知道，你这是在孕期，要照顾到肚子里小宝宝的安危，尽量在上班时间完成工作，不要将工作带回家中。

自带午餐。如果条件允许，职场孕妈妈可以自带健康且有营养的午餐和点心，以保证营养和热量的摄入。尽量避免吃快餐，因为快餐只有热量而没有什么营养，孕妈妈最好不要吃。

运动休闲

1 游泳打造完美D字形身材

妊娠的第5个月，宝宝的状况已经比较稳定了，此时孕妈妈可以进行适度的运动。游泳是比较好的运动方式，能锻炼全身。坚持游泳不但能控制体重，还能提高孕妈妈的抵抗力，改善妊娠中的不适，加强骨盆和腰部的肌肉，使宝宝在分娩时容易娩出。

游泳前的准备活动

孕妈妈在下水前，要用温水淋浴，先让身体放松下来，还可以做些基础的体操运动。孕妈妈下水后先不要急着游泳，可以先重复向两侧做分腿和弯曲的动作，同时还可以"呼、哈、呼、哈"地做一些帮助分娩的呼吸法的练习。

孕妈妈可以用自由行走或轻轻跳跃的方法使自己的脉搏渐渐加快。

游泳后的伸展运动

在结束游泳后，可以伸展胳膊、肩膀和肌腱。从水中出来后，可以做一套简单的体操作为结束的放松动作。

温馨提示

游泳的注意事项

1.怀孕4个半月后，在得到医生允许的情况下才可以游泳。而在生产前1个月，即怀孕9个月时应该停止游泳，因为孕妈妈无法掌握发生阵痛的时间。

2.游泳的最佳时段是上午10点到下午2点。这段时间子宫偶尔才会收缩一次。孕妈妈最好每周游泳2~3次。孕妈妈在水中如有腹部紧绷或身体疲惫的感觉，要立刻进行充分的休息。

3.最好选择水温、室温适宜以及有人指导的游泳馆。

4.孕妈妈不宜长时间游泳，以1小时为限。

2 胎宝宝来晒太阳吧

勤晒太阳对孕妈妈来讲是既重要又经济的补钙良方。天气好的话，孕妈妈就可以在阳光温暖、光线又不太强烈的地方晒晒肚皮，这样能起到让宝宝见见阳光的作用，还能补充一定的维生素D，促进钙质吸收，帮助宝宝的骨骼发育。晒太阳要注意以下几点：

注意避免高温炎热的天气

在高温下，孕妈妈会感觉不适。而且，为降低体温，孕妈妈的血管会自动收缩，从而通过血管向胎儿输送的养分也随之减少。在怀孕后期，高温还会导致孕妇早产，增加流产概率。所以要避免在夏季中午最热的时候到户外晒太阳。

每天的日晒时间

晒太阳要足量，冬季每天不少于一个小时，夏季每天不少于半小时。特别是对于那些久坐办公室或在地下室等场所工作的女性更为重要。

掌握每天最佳日晒时间

上午9-10点，下午4-5点，这是人们总结的每日最佳日晒时间。

防晒装备

孕妇对日光中能把人晒黑的UVA更为敏感，遭遇阳光后，会比其他人产生更多的色素沉淀，面部雀斑也会加重，甚至有些色素痣还可能变成黑色素瘤。所以，在多吃含维生素C比较多的果蔬的同时，孕妈妈最好使用物理性的防晒霜，因为它很天然且不含铅，对胎宝宝没有影响，最好不要用化学防晒霜或美白霜，因为其中含有铅、铬等元素。

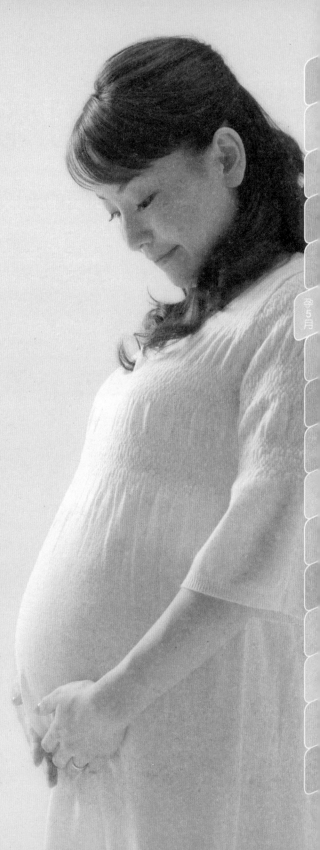

疾病与用药

1 预防妊娠期高血压的妙招

产前检查，做好孕期保健工作。妊娠早期应测量一次血压，作为孕期的基础血压，以后定期检查，尤其是在妊娠20周以后，应每周观察血压及体重的变化，有无蛋白尿及头晕等症状。

加强孕期营养及休息。加强妊娠中、晚期营养，尤其是蛋白质、多种维生素、叶酸、铁剂、钙剂的补充，对预防妊娠期高血压有一定作用。

重视诱发因素，治疗原发病。如果有高血压的家族病史，就要考虑遗传因素了。孕妈妈如果孕前患过原发性高血压、慢性肾炎或糖尿病等，均易发生妊娠期高血压。妊娠如果发生在寒冷的冬天，更应加强产前检查，及早处理。

2 缓解腰酸背痛的妙方

避免久坐或久站，只要坐或站了一段时间，就应该变换姿势了。

适当锻炼腰、腹、背等部位的肌肉。但从孕7月起，做任何运动都要避免长时间采取躺姿，因为这样会压迫孕妈妈腹部的大血管，造成血液循环不畅。

站立时骨盆稍后倾，抬起上半身，肩部稍向后落下，同时避免长时间站立。坐时，后腰要舒服地靠在椅背上，上半身伸直，不要长时间坐无靠背的椅子。

行走时全身放松，要穿平底鞋。

采用蜷曲侧卧式睡姿，使用侧睡枕。仰卧时，将枕头垫于膝关节下。

妊娠期高血压饮食调养

1.控制热量和体重。妊娠期高血压患者要适当控制每日的进食量，不是"能吃就好"地无节制进食，应以孕期正常体重的增加为标准调整进食量。

2.口味要清淡，每天的食盐量限制在2克左右，如果浮肿严重，尿量过少，可采用无盐饮食。

3.控制水分的摄入，每天饮水量不超过1000克（包括茶水、汤汁在内）。

4.及时补充从尿液中流失的蛋白质，每天每千克体重摄入1.2～1.5克蛋白质。

5.少吃菠菜等草酸含量较多的蔬菜，以免增加肾脏负担。

6.限制辛辣食物及调味品的摄入。

每天的站立时间在4~5小时的孕妈妈，可以用护腰带，能起到好的效果。

多晒太阳，保证摄入充足的钙质，增加骨骼的强度。

洗澡时，用稍热的水冲洗腰背部，可以减轻腰酸背痛的症状。

3 胃胀气怎么办

孕妈妈的早孕反应虽然结束，但胃胀气还一直伴随着。每次吃一点点东西胃里就难受，多喝点水也不舒服，都要在打过几个嗝或呕吐后，才觉得胃里舒服些。但是，胀气依然存在。

不少孕妈妈从每天傍晚开始，特别是吃完晚饭后，肚子和胃都会胀得难受，走路、躺下和坐下都会感觉难受，晚上睡觉睡不安稳，到了早上就会马上消失，这些都是胃胀气的表现。

当出现胃胀气时，建议孕妈妈用酸牛奶来代替牛奶和豆浆。酸牛奶能健脾开胃，促进消化，帮助排便，减轻胀气的感觉。还可以喝一点柠檬水，也能让孕妈妈感到轻松。

4 预防水肿从现在开始

穿孕妇专用的弹性长筒袜

这种弹性袜是为孕妇设计的，穿着后可以给腿部适当加压，让经脉失去异常扩张的空间，从而缓解水肿。穿弹性袜需要长期坚持，最好每天早上就穿上，晚上睡觉时脱下。孕妈妈经常穿着弹性袜，一般较轻的不适，如疼痛、抽筋、水肿、淤血性皮肤炎等，都将随着静脉逆流的消除与静脉回流的改善而逐渐消除。

水中运动减轻水肿

研究发现，站在深至腋窝的水中45分钟，可有效减轻水肿现象。对孕妈妈来说，可以进行30分钟的有氧运动，方法是在深及腋窝的水中缓缓行走5分钟先暖身，随后上肢扶着泳圈，加速继续行走10分钟，然后双脚夹着圆筒漂浮10分钟，最后5分钟逐渐停下来。

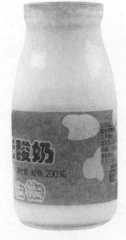

酸奶

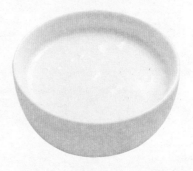

豆浆

妊娠20~24周产前检查

健康教育及指导

1. 早产的认识和预防。
2. 营养和生活方式的指导。
3. 胎儿系统超声筛查的意义。

常规保健

1. 询问胎动、引导出血、饮食、运动情况。
2. 身体检查同妊娠14~19周+6产检。

必查项目

1. 胎儿系统超声筛查（妊娠18~24周），筛查胎儿的
   严重畸形。
2. 血常规、尿常规。

备查项目

宫颈评估（超声测量宫颈长度）。

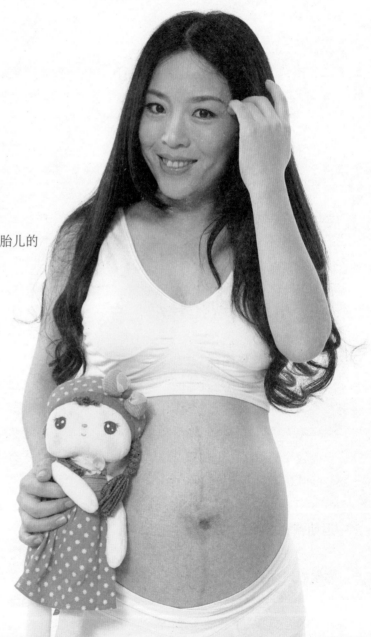

PART 7

孕6月

孕6月的妈妈和宝宝

大脑：快速发育，皮层褶皱并出现沟回，给神经细胞留出生长空间。

皮肤：有褶皱出现。

脐带：胎宝宝好动，有时会缠绕在身体周围，但并不影响胎宝宝的活动。

手脚：在神经控制下，能把手连同手臂举起来。能将腿蜷曲起来以节省空间。

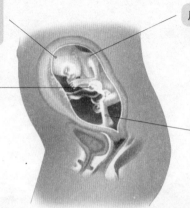

乳房饱满，挤压时会流出稀薄的汁液。

子宫底的高度约在耻骨联合上方18~20厘米处，小腹比较明显隆起，一看就是孕妇模样了。
孕妈妈偶尔会感觉肚子疼痛，是子宫韧带被拉长的缘故。

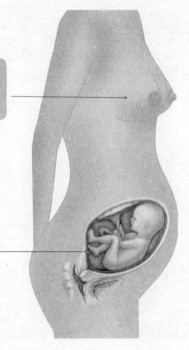

孕6月末期，胎宝宝的身长约30厘米，体重约600~750克，约为4个苹果的重量

保持快乐心情

1 玩"愤怒的小鸟"，妈妈宝宝同开心

对于孕妈妈来讲，保持平稳、乐观、温和、开朗的心境，对胎宝宝的身心健康有着非常重要的意义。要知道，在生活中充满了各种各样的乐趣，只要我们有一颗乐观开朗的心，生活的精彩将无处不在。

"愤怒的小鸟"就是一款非常有趣的游戏，为了报复偷走鸟蛋的肥猪们，鸟儿以自己的身体为武器，仿佛炮弹一样去攻击肥猪们的堡垒。游戏里一共有七种小鸟，每种小鸟都有自己的本领，当小鸟被弹射出去的时候，它们的叫声让人忍俊不禁。孕妈妈们，就让我们来帮助小鸟，打败那些可恶的偷蛋猪吧。

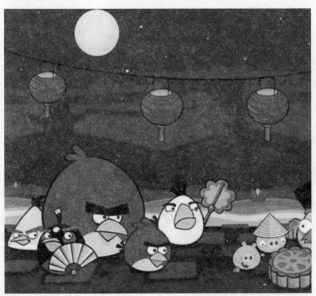

2 写下每天发生的事

出门去买一个自己喜欢的日记本吧，挑选那些带有漂亮封面，并且纸质优良的本子，放在家中最显眼的地方，可以让你随时记录。从现在起，这个本子就是你孕期最亲密的朋友了，你可以跟它分享一切秘密。

记录日记的内容

- 宝宝的体重和大小。
- 自己的身体状况。
- 孕妈妈可以非常坦率地在日记中记录下自己的真实想法，当然也包括那些孕期无法避免的担忧，或者夫妻之间的疏远。这些都是孕妈妈在怀孕期间很容易遇到的问题，对此，孕妈妈可以一边写日记一边思考，然后让自己的想法逐渐向积极的方向转变。
- 一些特殊的日子，如得知怀孕消息的日子、第一次感觉到胎动的日子、在B超上看到宝宝模样的日子、听到孩子心脏跳动的日子等，在这些特殊的日子里，孕妈妈可以把自己的喜悦和体会一一记录下来。
- 孕妈妈还可以把胎教过程中读到的令自己有所感触的诗句或听到的美妙音乐记录下来，写成一篇鉴赏性的美文。

轻松胎教方案

1 认识"父""母"这两个字

胎宝宝在渐渐地长大,最终将会离开母体,成为家庭中的一员,成为父母眼中的宝。那么,现在就让他来了解一下"父"和"母"的含义吧。

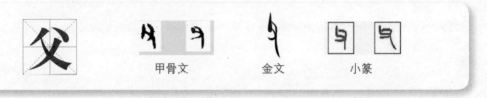

甲骨文　金文　小篆

甲骨文中的"父"字,为右手持棒之形,意思是手里举着棍棒,督导子女守规矩的人。金文跟甲骨文差不多,而小篆则更加整齐化了,隶变后成为现在的楷书"父"字。

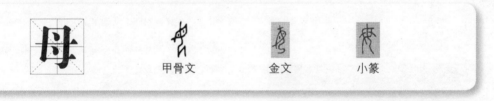

甲骨文　金文　小篆

甲骨文中的"母"字象征着一个女人双手交叉地跪在地上,两点表示乳房,像一能乳子的女人形,本义是母。到金文后稍微繁写,小篆则更加整齐化,隶变后为现在楷书"母"字。

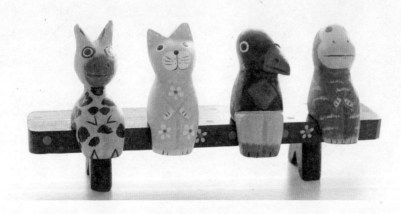

2 动脑玩玩《数独》

数独规则简单却富于变化，有趣又好玩，还可以增进孕妈妈的推理与逻辑能力，快来玩吧！

数独

4	7	1	5					
		3			9	8		
9	5		6	2				7
7		4	8	5	2			9
5		9		1				7
	1	2			7	5		8
2	9	5			1			
				4		7	2	
					3		5	

答案

4	7	1	5	3	8	2	6	9
6	2	3	1	7	9	8	4	5
9	5	8	6	2	4	3	1	7
7	6	4	8	5	2	1	9	3
5	8	9	3	1	6	4	7	2
3	1	2	4	9	7	5	8	6
2	9	5	7	8	1	6	3	4
8	3	6	9	4	5	7	2	1
1	4	7	2	6	3	9	5	8

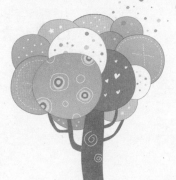

3 来玩成语接龙游戏吧

汉语中有大量成语，它们都是前人留给我们的语言精髓，内涵非常丰富。今天，孕妈妈带着宝宝来玩成语接龙的游戏，让宝宝在快乐中学习成语吧！

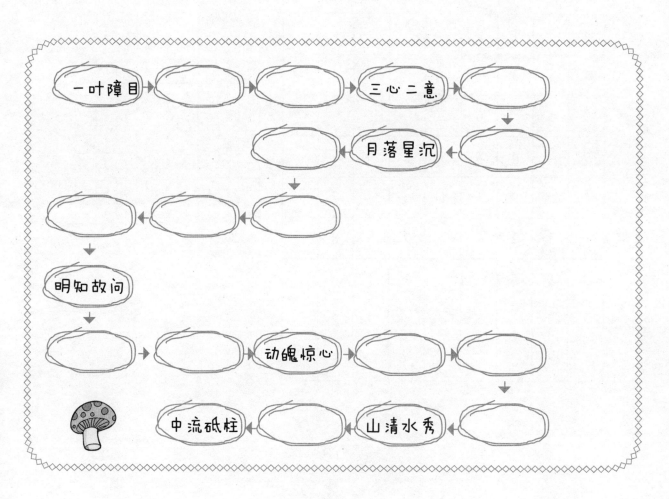

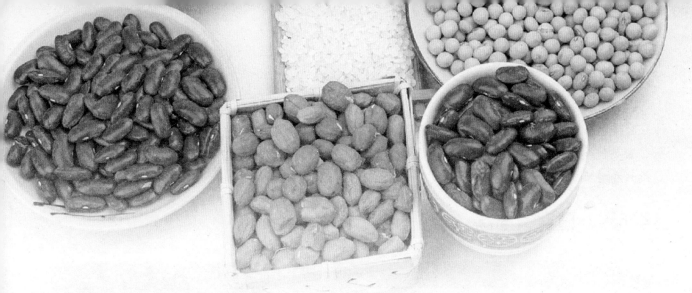

营养饮食

1 要限制盐分的过量摄入

孕妈妈的饮食应清淡低盐，要少吃盐，但不可过分忌盐，因为如完全忌盐，容易导致体内钠不足，同样会影响孕妈妈的健康和胎宝宝的发育。

孕妈妈每天的盐摄入量应以5~6克为宜。如已经吃了一些火腿、咸鱼等含盐的加工产品，需要适当减少食盐的量。如果孕妈妈患有严重水肿、高血压等疾病需要忌盐，每天吃盐不得超过1.5~2克。孕妈妈如果一直口味比较重，就难以适应低盐食品。可以在饭菜中适当增加一些不含盐的提味物质，如新鲜番茄汁、无盐醋渍小黄瓜、柠檬汁、醋、无盐芥末、香菜、洋葱、香椿、肉豆蔻等提高饭菜香味。

2 多食"完整食物"

完整食物是指少加工、少人工添加剂、无农药、无化学肥料、无生长激素、无人工激素的天然食物。孕妈妈可以吃一个苹果，而不是喝一杯苹果饮料；吃一盘炒土豆，而不是一包薯片；吃个煮红薯，而不是红薯干。此外，还应该多食加工比较简单的粗粮，如玉米、小米、紫米、高粱、燕麦及豆类等。

3 增加热量和维生素的摄入

在这个月，孕妈妈身体所需的热量也有所增加，应多吃一些红薯、南瓜、芋头等食物。维生素可以从绿叶蔬菜中摄入。

从得知怀孕那天起，孕妈妈就被各种各样的营养美食包围着，孕妈妈总是担心胎宝宝的营养供给不足。时间长了，反而因吃得太多而引发了各种营养过剩的疾病。

在怀孕期间，如果孕妈妈吃得太多，特别是摄入过量糖类和脂肪类食物，出现营养过剩，加上活动量不够，容易使孕妈妈体重增加过快，从而导致孕妈妈血压偏高，增加妊娠扩张后风险，也会使胎宝宝过大，给分娩增加困难。

4 孕6月一日食谱推荐

餐次	时间	食谱参考
早餐	7：00—8：00	瘦肉粥
加餐	10：00	核桃3~5个，酸奶150毫升
午餐	12：00—12：30	黄豆芽猪血汤适量，菠菜炒猪肝150克，红白豆腐100克，米饭1碗
加餐	15：00	酸奶150毫升，橘子1个
晚餐	18：00—18：30	酸辣黄瓜（黄瓜100克），奶油菠菜浓汤适量，面条1碗
加餐	21：00	牛奶200毫升，核桃仁2个

皮蛋瘦肉粥

材料 皮蛋1个，猪瘦肉40克，大米100克。

调料 盐适量。

做法 1. 皮蛋剥皮，切丁；猪瘦肉洗净，切丝，用盐腌渍10分钟；大米淘洗干净，浸泡30分钟，待用。

2. 锅置火上，倒入清水、大米用大火煮沸，转小火煮20分钟。

3. 加入猪肉丝、皮蛋丁煮沸，转小火煮20分钟，加盐、味精调味即可。

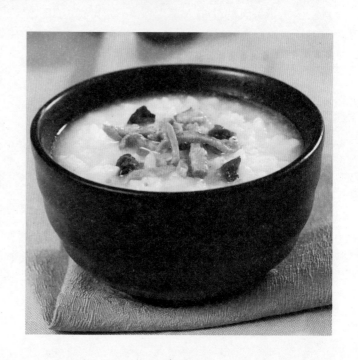

健康生活须知

1 孕妈妈躺卧和起身的姿势

孕妈妈通常会觉得侧卧舒服些，那就侧卧吧。在侧卧时，为了让全身的体重分配得更均匀，孕妈妈最好在膝盖之间垫上小枕头。如感到身体麻木或腰疼痛，可以在侧面垫上小枕头，这样能避免背部出现弯曲。

刚开始妊娠时，孕妈妈起身还是比较轻松的，但到了中后期，孕妈妈起身就要慢慢地去做了，以避免腹壁的肌肉过分紧张。孕妈妈起身前，要先侧身，肩部前倾，屈膝，再用肘关节支撑起身体，盘腿，方便腿部从床边移开并坐起来。

2 孕妈妈站立的姿势

孕妈妈长期站立会减缓腿部的血液循环，导致水肿和静脉曲张。因此，孕妈妈站立一会儿，就要定期让自己休息一下。如能坐在椅子上，可以将双

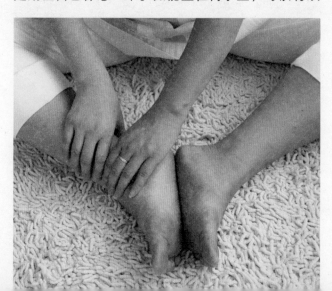

脚放在小板凳上，这样有利于血液循环，也能放松背部。如没有条件这样做，就要尝试着把重心从脚趾移到脚跟，从一条腿移到另一条腿上。

3 孕妈妈弯腰俯身的姿势

妊娠中后期，宝宝的体重会给妈妈的脊椎很大压力，应该尽可能避免俯身弯腰。孕妈妈需要弯腰从地面捡东西时，腹部会妨碍背部做弯腰动作，因此俯身动作不仅要慢慢轻轻向前，还应先屈膝降低重心来捡东西。孕妈妈在屈膝时，也要防止腹部受到压迫。此外，孕妈妈在清洗浴室或是铺沙发时也要照此动作来进行。

4 孕妈妈正确的坐姿

孕妈妈坐着时，最好把后背紧靠在椅子背上，还可以在靠腰部的地方放上一个小枕头。坐着工作的孕妈妈可以时常站起来走动一下，有助于血液循环，对预防痔疮也有效。如果孕妈妈写字或用电脑的工作量很大，至少应每隔1小时放松一下眼睛和身体。

5 外出坐车的注意事项

坐火车的孕妈妈，隔几个小时就要站起来走动一下，以利于血液循环。乘坐无轨电车、公共汽车和地铁的孕妈妈，最好找个座位，防止紧急刹车而导致失去平衡和摔倒，要等车完全停稳后再下车。坐小轿车的孕妈妈如感到累，可把车停下来揉揉腿和脚。

6 孕妈妈的旅行指南

要做好充分的准备工作

先去医院看一次妇产科医生，将整个行程向医生交代清楚，以取得医生的指导；准备宽松的衣服、舒适的鞋袜，多带几件衣服预防气温变化；带一个舒适的软垫或枕头供途中使用；随身携带孕妇产前检查手册、保健卡，以及平时做产前检查的医院和医生联系方式，便于紧急状况发生时医生第一时间了解情况。

准备食物

出行的时候，由于舟车劳累，孕妈妈很容易饥饿，还会出现头晕和身体乏力等症状。因此在旅行中应该时刻准备一些小零食，如全麦饼干、果仁等。

避免疫苗注射

如果你要出国工作，很多国家入境的时候都要检查你是否注射了该国家规定的某种疫苗，这时你一定要询问医生并得到医生的认可后再注射该疫苗。否则你得考虑是否要取消你的此次行程了。

选择安全的活动

考虑好旅行中的各项活动，最好选择在自然风景优美、空气新鲜的环境中进行。另外，孕妈妈应该有旅行同伴，最好是准爸爸陪同。

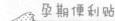
孕期便利贴

如何减缓旅途疲劳

如果行李太多的话，尽量要求工作人员或随行人员帮助，或者可以将行李托运以减少负累，在等候起程的时候可以用随身的音乐播放器放些舒缓的音乐来听。如果你是开车旅行，请每90分钟停一次车，站在地上轻轻地伸展双腿和双臂以缓解疲劳。如果你是乘飞机，假设身边的位子是空的，可以在征求乘务员同意的情况下，将腿平放在座位上，并用手按摩脚踝和小腿肌肉，以缓解肢体疲劳，促进血液循环。

职场我最大

1 职场孕妈妈请放慢脚步

这个月是孕中期的最后一个月，职场孕妈妈一定要注意劳逸结合，不可使自己过于疲劳。在忙碌了一天后的傍晚，你需要更多的休息，身体的筋疲力尽会提醒你：请放慢脚步吧！假如怀孕期你需要一直保持忙碌，不妨试着用休息来平衡身体的劳累，以平心静气的休养来平复心灵上的刺激。

2 选择舒适得体的孕妇职业装

进入孕中期以后，职业孕妈妈由于工作需要，有时要去拜见客户或其他合作伙伴，但又不想让别人看到自己大腹便便的模样，怎么办呢？可以穿一些品牌的孕妇职业装，既符合职业身份，又不妨碍工作，还很方便舒适，也不会显得身材臃肿。比如，天气不太冷的话，一件能够隐匿身材而又合体舒服的连身裙，就是一个很不错的选择。孕妈妈千万不能穿一些压迫腹部的紧身衣服，这样容易让身体感觉疲劳，还会影响胎宝宝的发育。

3 职场孕妈妈出差应选在孕中期

职场孕妈妈如果因为工作需要外出旅行，可以选择在孕中期，即孕4~6月，自然本月也包括在内了，但必须事先做好准备工作。因为孕中期是较安全且理想的旅行时机：怀孕前3个月，孕妈妈由于早孕反应以及出于对胎儿安危的考虑，不宜外出旅行；而在怀孕后3个月又可能会因为身体不舒服或接近临产期，也不宜旅行（我国航空公司规定孕妇怀孕35周后不得搭乘飞机，怀孕32周以上搭乘飞机须有医疗证明）。

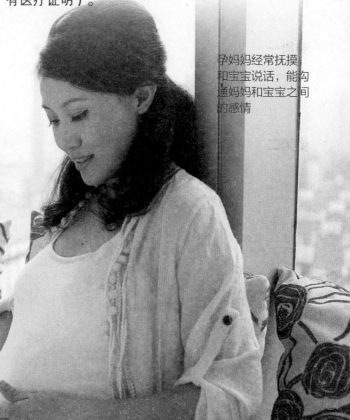

孕妈妈经常抚摸和宝宝说话，能沟通妈妈和宝宝之间的感情

运动休闲

1 冥想让心绪安宁

胎宝宝的五官正在加速发育着，开始具有五种感知能力，此时要给予胎宝宝良性的刺激。而孕妈妈在怀孕时，可能会有各种各样的烦心事，那么就用瑜伽来调整一下杂乱的心绪，给宝宝营造一个良好的内部环境吧。

冥想的两个姿势

冥想是指集中精神进行自我呼吸，抛除心中杂念，意念集中在呼气和吸气上，渐渐地，呼吸就能变得平缓，心情也能安定下来。

姿势一

盘腿而坐，下巴微收，拇指和食指连成圆环，掌心向上，双手自然地放于双膝处，闭目冥想。

姿势二

早上起床前或晚上睡前以"大"字的姿势躺在床上，放松全身进行冥想。

两腿分开半蹲

作用：锻炼大腿内侧和臀部肌肉。

第一步：将两腿向左右方向大幅度分开，在这样的站立姿势下平伸双臂至肩部的高度。

第二步：保持双臂平举，让双腿的夹角接近90°，然后下坐两次，将力量集中到臀部再向上提升两次。

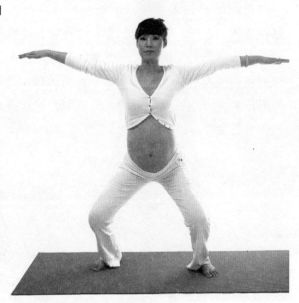

2 转动手腕脚腕缓解水肿

许多孕妈妈会出现足部和脚腕肿胀的现象，尤其是职业女性，由于久坐或久站，而带来血液循环不畅，容易引起这种不适现象。因此随时给手腕、脚腕做按摩或常常转动手腕、脚腕，对缓解这种不适是很有好处的。

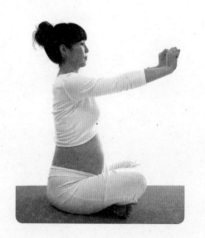 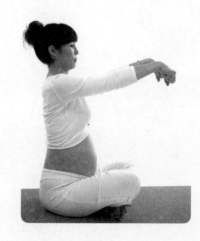

第一步：捏紧拳头，手腕先向上弯曲再向下弯曲，接着进行从里向外和从外向里的转动。

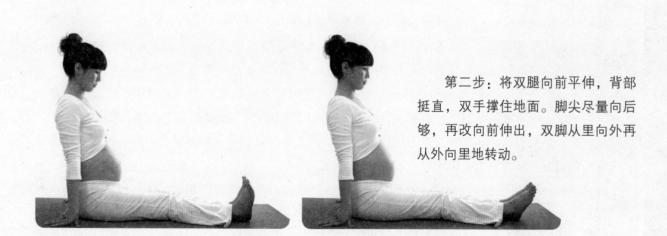

第二步：将双腿向前平伸，背部挺直，双手撑住地面。脚尖尽量向后够，再改向前伸出，双脚从里向外再从外向里地转动。

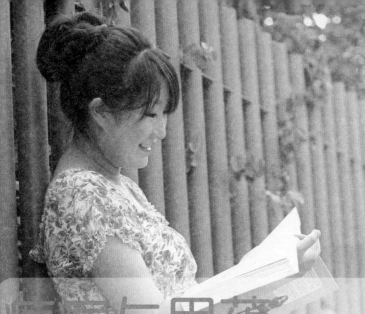

疾病与用药

1 疲劳困乏及时调节

孕妈妈一个人身担两副担子，非常容易疲劳。所以孕妈妈要学会及时休息，缓解疲劳。

即使工作中的孕妈妈没有感到疲劳，也要每小时休息一次，哪怕是休息5分钟也好。如果条件允许，最好能到室外或阳台上去呼吸一下新鲜空气、活动一下身体。

需要长时间坐着的孕妈妈可以在脚下垫上小凳子，这样能够抬高脚的位置，避免浮肿的发生。

孕妈妈做的如果是事务性的工作，如话务员、打字员等，需要长时间保持同一姿势，容易感到疲劳，可以不时地转变转变姿势，伸展伸展四肢，这样能够缓解疲劳。

冬季办公室或卧室暖气过热，空气不新鲜，很容易让孕妈妈感到不舒服，最好能够时常开开窗、换换气。孕妈妈最好能在晚上睡觉前和早上起床后开窗、开门，使室内外的空气对流。

随着宝宝的慢慢长大，孕妈妈的血液循环会加重。孕妈妈在突然站立、向高处伸手放东西或者拿东西时，容易发生眼花或脑缺血，容易摔倒，所以，孕妈妈的一切行动都要采取慢动作，慢慢进行。

聊天。聊天是一种排除烦恼、有益心理健康的好方法，不但能够释放和减轻心中的各种忧虑，还可以获得最新的信息。在愉快的聊天中，忘却身体的不适。

按摩。孕妈妈可以闭目养神片刻，然后用手指尖按摩前额、两侧太阳穴和后脖颈，每处拍16下，有健脑的作用。

听听音乐。选择一些优美抒情的音乐或胎教磁带来听，能够调节孕妈妈的情绪。

2 缓解浮肿的方法

- 平躺，把脚抬高。这样可以使血液更容易回到心脏，浮肿也就比较容易消除了。
- 坐着的时候，把脚稍稍垫高。坐在椅子上的时候，可以把脚放在小台子上；坐在地板上的时候，就用坐垫等把脚垫高。
- 游泳。游泳可以锻炼腿部，使静脉血更容易回到心脏，但是游泳前要得到医生的许可。
- 适当的散步。借助小腿肌肉的收缩力可以使静脉血顺利地返回心脏，因此散步对于浮肿的预防是很有效果的。
- 扶住支撑物，脚上下活动。做这种运动时，脚上下活动，会使得小腿的肌肉收缩，从而有助于预防静脉曲张。孕妈妈肚子变大很容易失去平衡，所以一定要扶住柱子、墙壁或是桌子等支撑物。
- 按摩。从脚向小腿方向逐渐向上按摩，有助于血液返回心脏。睡前进行按摩可以缓解腿部酸痛，有助于睡眠，洗澡时按摩也是个不错的选择。
- 注意饮食平衡。要注意盐分的摄入量，过多的盐分会引起浮肿。快餐里含有大量盐分，所以建议孕妈妈尽量少吃快餐。

3 缓解静脉曲张的方法

- 不要提重物。重物会加重身体对下肢的压力，不利于症状的缓解。
- 不要穿紧身的衣服，腰带和鞋子也不能过紧，而且最好穿低帮鞋。
- 不要长时间站或坐，当然也不能总是躺着。在孕中晚期，要减轻工作量并且避免长时间一个姿势站立或仰卧。坐时两腿避免交叠，以免阻碍血液的回流。
- 采用左侧卧位。休息或者睡觉时，孕妈妈采用左侧卧位更有利于下肢静脉的血液循环。另外睡觉时可用毛巾或被子垫在脚下面，这样可以方便血液回流，减少腿部压力，缓解静脉曲张的症状。
- 避免高温。高温容易使血管扩张，加重病情。
- 控制体重。如果体重超标，会增加身体的负担，使静脉曲张更加严重。

妊娠24~28周产前检查

健康教育及指导

1. 早产的认识和预防。
2. 妊娠期糖尿病筛查的意义。

常规保健

1. 询问胎动、阴道出血、宫缩、饮食、运动情况。
2. 身体检查同妊娠14~19周+6产前检查。

必查项目

1. GDM筛查。先行50g葡萄糖筛查，如血糖大于等于7.2mmol/L、小于等于11.1 mmol/L，则进行75gOGTT；若大于等于11.1 mmol/L，则测定空腹血糖。
2. 尿常规。

备查项目

1. 抗D滴度检查（Rh阴性者）。
2. 宫颈阴道分泌物检测胎儿纤维连接蛋白水平。

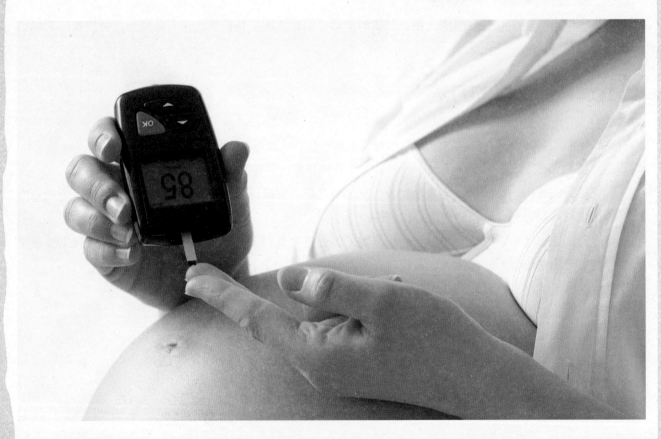

PART 8

孕7月

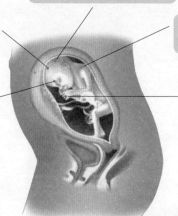

头发：约有0.5厘米长了。

大脑：功能日趋完善，有记忆能力和思考能力了。

胎毛：全身被细细的胎毛覆盖着。

眼睑：形成了上下眼睑。

指甲：出现了手指甲和脚指甲。

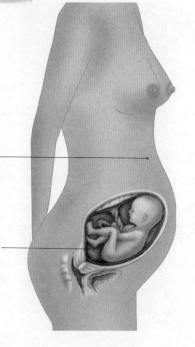

腹部会有紧绷感，用手触摸腹部会感觉发硬，这种现象几秒钟后会消失。

子宫底的高度为21~24厘米，在脐部以上。
子宫肌肉对外界的刺激比较敏感，如用手刺激时，会出现轻微的宫缩。

孕7月末期，胎宝宝的身长约35厘米，体重约1000~1200克，约为1个柚子的重量

幸福妈妈 怀孕胎教育儿 图解百科

保持快乐心情

准 爸爸讲点笑话

千万别喝水

宝宝不小心吞下一粒橘子籽。邻居小弟弟对他说:"你千万别喝水,我哥哥说:"种子得到了水分和养料,就会发芽、生长。"你要喝了水,头上就会长出橘子树来!"

伞状蘑菇

儿子:"爸爸,蘑菇是长在潮湿的地方吗?"爸爸:"是啊,长在爱下雨的地方。"

儿子:"噢,怪不得蘑菇要长成伞的形状!"

雨天求伞

一个下雨天,一位夫人走进一家咖啡馆询问侍者道:"我昨天在这里喝完咖啡后,有没有留下了一把雨伞?""是什么样子的伞呢,太太?""随便什么样子都行,只要是伞就行!"

修雨靴

一场大雨过后,小灵拖着爸爸的大雨靴玩水。雨靴破了个洞,进水了。小灵想:这好办,只要再开个洞,让水流出去就行了。于是,他用剪刀在靴底又开了一个洞。可是雨靴里的水越积越多。小灵叹气了:"到底要开几个洞,水才能出去呢?"

轻松胎教方案

1 欣赏一段黄梅戏

戏曲是中华民族文化的一部分，它有博大的内涵、悠长的韵味。现在，孕妈妈和胎宝宝就来欣赏一段黄梅戏《天仙配》的名段《夫妻双双把家还》吧。

黄梅戏《天仙配》描述的是七仙女和董永的爱情故事。穷书生董永卖身葬父，七仙女在天上看到了人间的情况，同情爱恋之余，不顾天规，在大姐的帮助下，下凡与董永结成夫妻，并用仙术将董永的工期由三年缩短为百日，夫妻二人工满回家，对以后的日子充满了向往。他们在回家的路上的唱词就是《夫妻双双把家还》。

女：树上的鸟儿成双对，

男：绿水青山绽笑颜；

女：从今再不受那奴役苦，

男：夫妻双双把家还；

女：你耕田来我织布，

男：我挑水来你浇园；

女：寒窑虽破能抵风雨，

男：夫妻恩爱苦也甜；

男女：你我好比鸳鸯鸟，比翼双飞在人间。

大部分孕妈妈都听过这熟悉的唱段吧？再来回味一下舒展的旋律和浓浓的韵味，并在欢悦跳跃的弦乐伴奏下感受七仙女和董永归家的喜悦之情吧。

在不久的将来，三人世界的美好生活即将开始，下班后奔忙回家的脚步，只为尽快亲亲宝宝的小脸。

2 动脑猜字谜吧

下面的谜语都是打一个字，孕妈妈快来猜猜看，顺便还可以教胎宝宝认字呢。

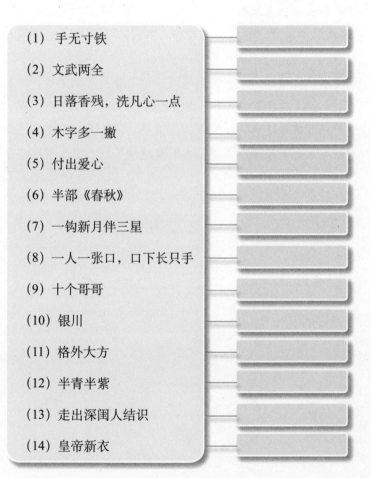

(1) 手无寸铁

(2) 文武两全

(3) 日落香残，洗凡心一点

(4) 木字多一撇

(5) 付出爱心

(6) 半部《春秋》

(7) 一钩新月伴三星

(8) 一人一张口，口下长只手

(9) 十个哥哥

(10) 银川

(11) 格外大方

(12) 半青半紫

(13) 走出深闺人结识

(14) 皇帝新衣

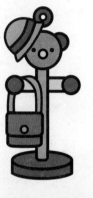

猜字谜答案

(1) 控
(2) 斌
(3) 秃
(4) 移、朱
(5) 受
(6) 秦
(7) 心
(8) 拿
(9) 克
(10) 泉
(11) 回
(12) 素
(13) 佳
(14) 袭

3 胎教故事：《司马光砸缸》

司马光从小就是个爱学习的孩子，特别认真刻苦。

有一年夏天，天气特别炎热，大人们都出门去了，小朋友们在他家院子里玩耍。好多小朋友们都在窗子外面叫司马光出来一起玩，可是他摇摇头拒绝了，他觉得还是书中的世界更吸引他。

院子里有一口大水缸，缸里装满了水，小朋友们玩着玩着便打起赌来。大家都说这口水缸特别大，肯定能够淹死人。有个小胖子不相信，非说这口水缸没那么大，也没那么可怕。其他人不高兴了，嚷嚷起来："你说这水缸不大，那你要不爬进去试试？"

小胖子经不起激将，真的爬到水缸边上，可是水缸太滑了，他一头就栽进去了。看到这个情景，大家都吓傻了。一群人在周围绕来绕去，就是想不出什么办法，于是哄闹闹地四散跑开了。

司马光听见院子里传来"救命"的声音，赶紧扔下书卷跑出去，见到这个情景，司马光没有慌乱，绕着水缸想了一下，赶紧从墙角捡来一块大石头，照着水缸就狠命砸下去。水缸被砸破了，水缸里的水流了出来，这个小胖子终于得救了。

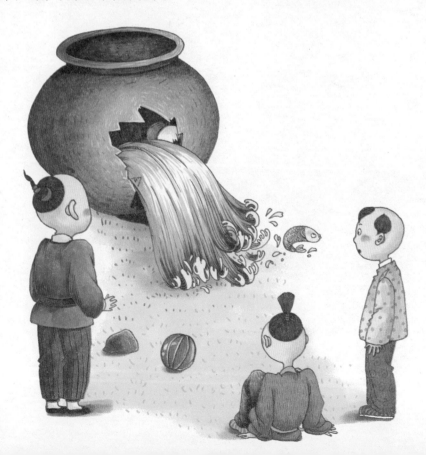

营养饮食

1 多吃润肠的食物

这段时期，孕妈妈容易便秘，应多食富含膳食纤维的蔬菜、水果。牛奶也有利于排便的作用，孕妈妈应多饮用。

2 忌长期采用高脂肪饮食

怀孕期间，孕妈妈肠道吸收脂肪的功能增强，血脂相应升高，体内脂肪堆积也增多。孕期能量消耗较多，而糖的储备减少，这对分解脂肪不利，会因为氧化不足而产生酮体，引发酮血症，出现尿中有酮体、严重脱水、唇红、头昏、恶心、呕吐等症状。

孕产科专家认为，脂肪本身不会致癌，但如果长期多食，容易使大肠内的胆酸和胆固醇浓度增加，这些物质的蓄积容易诱发结肠癌。同时，高脂肪食物容易促进催乳激素的合成，诱发乳腺癌，这对孕妈妈和胎宝宝的健康都不利。

3 不要滥服滋补药品

有的孕妈妈常常买许多滋补药品，如人参蜂王浆、鹿茸、鹿胎胶、鹿角胶、胎盘、洋参丸、蜂乳、参茸丸、复合维生素丸和鱼肝油丸等，长期服用，希望借此让胎宝宝健康发育。实际上，孕妈妈滥用补药弊多利少，容易造成不良后果。

孕妈妈应以食补为主。胎宝宝生长发育需要供给的是蛋白质、脂肪、糖、矿物质和多种维生素，这些物质存在于各种营养丰富的食物中。孕妈妈要吃得好、吃得健康、吃得营养，这是体质虚弱的孕妈妈养胎的明智举措。

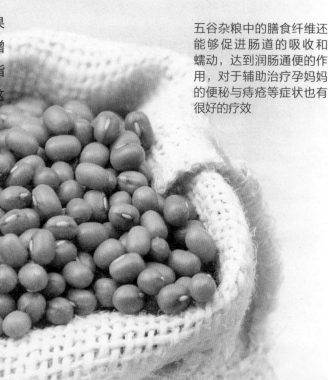

五谷杂粮中的膳食纤维还能够促进肠道的吸收和蠕动，达到润肠通便的作用，对于辅助治疗孕妈妈的便秘与痔疮等症状也有很好的疗效

4 保持食物酸碱度平衡

孕妈妈要注意保持食物的酸碱度平衡。属于酸性食物的有肉类、鱼类、蛋类、虾贝类、糖类等；而属于碱性的食物有蔬菜、水果等；两类不同性味的食物合理搭配，才能保证孕妈妈身体的健康。

5 补充硒元素

什么是硒

硒是一种微量矿物质，能维持心脏的正常功能。据调查，硒可以降低孕妈妈的血压，消除水肿，清除血管中的有害物质，改善血管症状，预防和治疗妊娠期高血压。

孕妈妈的血硒含量会随着孕期的进程逐渐降低，分娩时降至最低点，有流产、早产等妊娠病史的女性，血硒含量要明显低于无此病史者。由此可见，孕期补硒很重要。

硒的来源

含硒丰富的食物有动物肝脏、海产品（如海参、鲜贝、海带、鱿鱼、龙虾、海蜇皮、牡蛎、紫菜、墨鱼等）、猪肉、羊肉、蔬菜（如西红柿、南瓜、大蒜、洋葱、大白菜、菠菜、芦笋、西兰花等）、大米、牛奶和奶制品以及各种菌类。

6 孕7月一日食谱推荐

餐次	时间	食谱参考
早餐	7:00—8:00	花生米粥1碗，肉包子1个，煮鸡蛋1个，凉拌菠菜100克
加餐	10:00	牛奶1杯，腰果8粒
午餐	12:00—12:30	米饭100克，香菇油菜100克，木耳炒黄花菜100克，熘肝尖150克，冬瓜海带汤适量
加餐	15:00	苹果1个，酸奶1杯
晚餐	18:00—18:30	西湖银鱼羹1碗，馒头1个，糖醋藕片150克，海米炝芹菜100克，蒜蓉西兰花100克
加餐	21:00	鲜榨柠檬汁1杯，蛋糕1块，苹果1个

健康生活须知

1 这些孕妈妈需要用托腹带

有些孕妈妈可能在考虑要不要使用托腹带。托腹带的作用主要是帮助怀孕的妇女托起腹部。为那些感觉肚子比较大、比较重，走路的时候都需要用手托着肚子的人提供帮助，尤其是连接骨盆的各条韧带发生松弛性疼痛的孕妇，托腹带可以对背部起到支撑作用。以下情况可以考虑使用托腹带：

- 腹壁很松，因而形成悬垂腹，腹部像个大西瓜一样垂在下方，几乎压住了耻骨联合处，这时候应该使用托腹带。
- 腹壁被增大的子宫撑得很薄，腹壁静脉显露，皮肤发花，颜色发紫，孕妈妈感到腹壁发痒、发木，用手触摸都感觉不到是在摸自己的皮肤的，可以用托腹带保护腹壁。
- 胎儿过大的。
- 多胞胎的。
- 经产妇腹壁肌肉松弛的。
- 有严重的腰背痛的。
- 纠正胎位不正的。

2 托腹带的选择和使用方法

托腹带品牌很多，不过无论哪种品牌，选择时都需要考虑以下几个方面：

- 面料要舒适透气，里料最好是纯棉质材料，这样没有燥热感，不会引起皮肤过敏。
- 长度可调节，能够随着腹部的增大而不断调整。
- 要选用弹性好的，不能太硬也不能太软。太硬的托腹带如果绑得松，起不了作用，绑得紧又感觉不舒服。
- 方便穿脱。可以采用粘扣式，使用方便。

孕妈妈在感觉到腹部坠得不舒服了，就可以使用；双胎、多胎妊娠的孕妈妈可以从早期使用。使用时，从后腰到下腹部围一圈，让托腹带平整地紧贴皮肤即可，不能绑太紧，以免影响胎宝宝发育。

托腹带也不必时时穿着，在孕妈妈需要经常站立或走动时戴上，减轻腹部下坠感和腰部压力；睡觉时一定要将托腹带解下，让腹部放松。

3 让孕妈妈睡个好觉

良好的睡眠质量对孕妈妈很重要，但对于孕晚期的孕妈妈来说，睡个好觉是件很不容易的事。下面，就来介绍一些能促进睡眠的好方法，孕妈妈可以试一下：

- 养成良好规律的睡眠习惯，每天晚上10点前睡觉，睡足8~9小时。
- 采用正确的睡姿，最好采用左侧位睡眠，这样对孕妈妈和胎宝宝都有利。当然，整晚只保持一个睡姿是不可能的，可以左右侧卧位交替。最好不要仰卧。
- 舒适的卧具，过于柔软的床垫并不适合，应该在棕床垫或硬板床上铺上9厘米厚的棉垫为宜。
- 良好的室内环境，室内温度为17℃~23℃，室内湿度为40%~60%，要经常保持通风。
- 睡前吃些点心，这样能防止半夜饿醒，同时最好喝一杯热牛奶，热牛奶有利于睡眠。
- 适量的运动可以缓解一些失眠症状，但是最好在睡前3小时结束运动。
睡前听一些轻柔的音乐，可以放松心情，帮助睡眠。

4 选对床也很重要

孕妈妈现在身材越来越笨重了，所以喜欢上了柔软舒适的席梦思床，但是，你应该选择一张软硬适中的床。如果孕妈妈睡太软的弹簧床的话，身体的下压力会立即受到弹簧的反弹力，左右活动也会受到一定的阻力，起床或者翻身也要花费更多的力气，严重的更有可能发生耻骨联合分离，导致骨盆损伤。

而且，睡过软的床会对腰椎产生严重影响，仰卧时，其脊柱呈弧形，使已经前曲的腰椎小关节摩擦增加；侧卧时，脊柱也向侧面弯曲，长此以往，会使脊柱失常，压迫神经，增加腰肌的负担，有可能起腰痛。睡软床不合适，但是睡硬床也不好，最好挑选不软不硬的床。

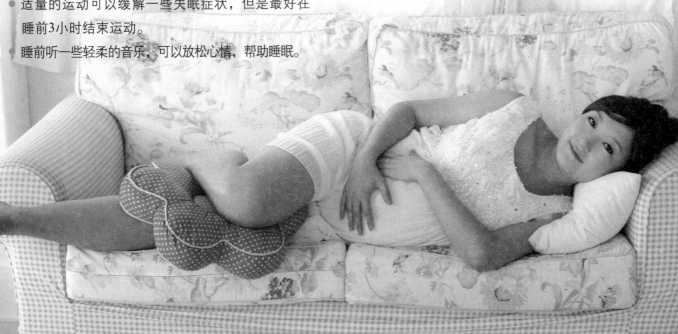

职场我最大

1 办公室这样防水肿

把脚垫高

每天上班时，将双脚放在事先准备好的小凳子或小木箱上面垫高，能帮助腿部血液回流，以降低小腿水肿发生的概率。

抖抖腿

工作时，可以将双脚脚尖踮起来，然后上下或左右抖动双腿，这样能加速血液循环。

站起来多走动

孕妈妈可以利用工作的间隙站起来活动一下，不仅能放松腿部，也能让僵直的背部得到伸展。可以多去几趟卫生间或多打几次水，趁这个机会活动一下双脚。如果环境限制的话，可以在座位旁边做一会儿原地踏步的动作，这也是不错的放松。

按摩双腿

有小腿水肿现象的职场孕妈妈，可在工作一小时之后，停下来休息一下，按摩一下双腿。

按摩手法：

第一步：按捏小腿肚。用两只手捏住小腿肚上的肌肉，一边捏一边从中间向上下按摩，不断改变按捏的位置，重复做5次。

第二步：拧小腿肚。两手一上一下握住小腿，像拧抹布一样左右拧小腿肚上的肌肉，从脚踝开始往膝盖处拧，重复做5次。

第三步：按摩小腿。两手握住小腿，大拇指按住小腿前面的腿骨，从上往下按摩，重复3次。

第四步：按压大腿。两手捂住大腿，拇指放在膝盖上面，边按压边按摩，重复5次。

2 办公室这样吹空调

避免直吹冷风

在炎热的夏季里伏案工作，免不了要开空调，孕妈妈一定要注意不可贪图凉快，而让冷风直吹自己。空调的温度也不宜开得过低，保持在26℃为好，否则室温过低，孕妈妈容易受风感冒，孕妈妈可拿一条毯子或毛巾被盖好腹部，以防胎宝宝受凉。

不要在空调环境里待太久

在写字楼里坚持上班的孕妈妈，一定要注意不可在空调环境里待太久，因为写字楼里大多安装的是中央空调，使用时间一长，会导致空气质量下降，容易滋生细菌、病毒，孕妈妈在这样的环境中，更容易感到头昏脑涨、疲倦、心烦气躁等，所以，孕妈妈应避免长时间待在这样的环境中。可以经常开窗通风换气，确保室内外空气的对流交换。

运动休闲

1 做促进呼吸的动作

胎宝宝脑部快速发育，产生了大量的脑细胞，需要足够的氧气和营养。孕妈妈应多做一些能促进呼吸的运动。

抬头呼吸

（1）两脚分开，与肩同宽，将双臂放平。

（2）双臂缓缓地举向上方，与此同时，抬起脚后跟。

这个动作能帮助孕妈妈保持平衡，增加氧气的供应量。

舒展背部

（1）双臂上举，吸入空气再从口中慢慢吐出。

（2）上半身向前弯曲。注意保持背部挺直，脖子稍稍上抬，两眼凝视前方；待身体弯曲至与双腿成直角后，再次吸入空气，弓起背部，慢慢让上半身恢复原位。

这个动作能使孕妈妈的呼吸变得顺畅。

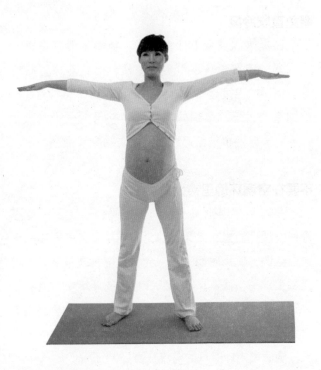

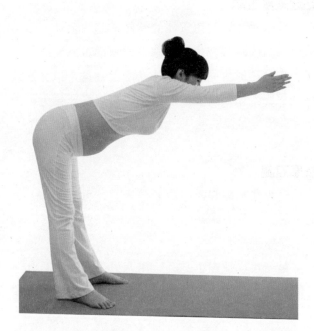

2 开始练习拉梅兹呼吸法

拉梅兹呼吸法也被称为"心理预防式的分娩准备法"。掌握了这种分娩呼吸方法后，能够减缓生产时的疼痛，加速生产进程，有助于顺利轻松地进行生产。从孕7月开始，孕妈妈就可以进行练习了。

练习前要做的准备工作

室内可以播放一首旋律优美的胎教音乐。孕妈妈在客厅地毯上或在床上盘腿而坐，在音乐声中，孕妈妈首先将自己的身体完全放松，眼睛注视在某一点上。可以邀请准爸爸陪伴，帮助你计时，还能给你带来鼓励。

拉梅兹呼吸法的5个步骤

产程阶段	名称	操作方法
分娩开始时	胸部呼吸	孕妈妈在感觉到子宫收缩时，用鼻子深深吸一口气，用嘴吐气，反复进行，直到阵痛停止再恢复正常呼吸
子宫每2～4分钟收缩一次时	嘻嘻轻浅呼吸	用嘴吸入一小口空气，保持轻浅呼吸，让吸入和吐出的气量相等。注意要完全用嘴呼吸，保持呼吸高位在喉咙，就像发出"嘻嘻"的声音。练习时间由连续20秒起慢慢加长，直至一次呼吸练习能达到60秒
子宫每60～90秒收缩一次时	喘息呼吸	先将空气排出后，深吸一口气，接着快速做4～6次的短呼气，感觉就像在吹气球。练习时由一次呼吸练习持续45秒慢慢加长至一次呼吸练习持续90秒
阵痛开始	哈气呼吸	先深吸一口气，接着短而有力地哈气，如浅吐1、2、3、4，接着大大地吐出所有的气，就像在吹一件很费劲的东西。练习时每次须达90秒
子宫颈全开	用力推	下巴前缩，略抬头，用力使肺部的空气压向下腹部，完全放松骨盆肌肉。换气时，保持原有姿势，马上把气呼出，同时马上吸满一口气，继续憋气和用力，直到宝宝娩出。每次练习时，至少要持续60秒用力

疾病与用药

1 如何预防腿抽筋

孕妈妈抽筋多是缺钙所致。尤其在孕中晚期，孕妈妈的钙需求量明显增加，一方面是由于母体的钙储备需求增加，另一方面是由于胎宝宝的牙齿、骨骼钙化加速。当孕妈妈钙摄入量不足时，胎宝宝就会摄取母体骨骼中的钙，导致孕妈妈发生抽筋、腰酸背痛等，甚至会导致软骨病。另外妊娠期腹内压力的增加，会使血液循环不畅，也是造成腿抽筋的原因。

出现抽筋的情况该如何应对呢？下面介绍几种方法：

● 平时要适当进行户外活动，多晒太阳。

● 饮食要多样化，多吃富含钙质的食物，如海带、芝麻、豆类等。另外，每天1杯奶也是必不可少的。从怀孕第5个月起，就要增加钙的摄入，每天1000毫克左右为宜。

● 睡觉时调整好睡姿，采用最舒服的侧卧位。伸懒腰时注意两脚不要伸得过直，并且注意下肢的保暖。

● 注意不要让腿部肌肉过度劳累，不要穿高跟鞋。睡前对腿和脚部进行按摩。当小腿"抽筋"时，可先轻轻地由下向上按摩小腿的后方（腿肚子），再按摩脚趾及整个腿，若仍未缓解，则把脚浸泡在温水盆内并热敷小腿，扳动足部，一般这样都能缓解抽筋。

● 泡脚和热敷。睡前可以把生姜片加水煮开，待温度降到脚可以承受时用来泡脚。生姜水不但能缓解疲劳，还能促进血液循环，帮助安神，促进睡眠。水量以没到小腿肚以上为宜，这对预防抽筋特别有效。或者用湿热毛巾热敷一下小腿，也可以使血管扩张，减少抽筋。同时，还有助于睡眠。

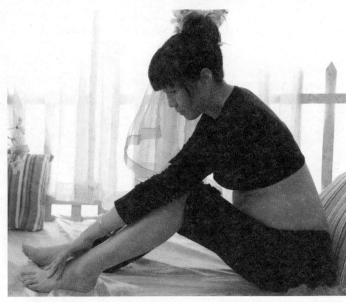

有的孕妈妈肚子比较大，可能够不到脚踝了，可以请准爸爸来帮忙按摩

2 孕妈妈感冒了怎么办

由于各种原因，孕妈妈在孕中期的时候有可能会感冒，而感冒之后，很多孕妈妈都会惊慌失措，唯恐对胎宝宝造成不良影响。那么，就让我们来了解一下感冒对胎宝宝有哪些影响吧。

如果只是一般的感冒，就不用太担心。一般感冒的主要症状为打喷嚏、鼻塞，但不发烧，症状较轻，不用服感冒药，一个星期左右就能自行痊愈的。这种情况下孕妇感冒对胎儿是没有什么影响的。

但如果孕妈妈得的不是一般感冒，而是流感病毒感染的感冒，可能还会有持续高烧不退的症状，那么就有可能对胎宝宝造成影响。主要表现为：

- 感冒由流感病毒引起的，孕妇感冒对胎儿的影响就表现在流感病毒对胎儿的影响上。
- 孕妇感冒对胎儿的影响还表现在孕妇感冒后所服用的药物对胎儿的影响上。
- 若孕妇感冒有发烧状况，并且发烧在39℃以上，孕妇感冒对胎儿的影响就表现在高烧对胎儿的影响上。
- 不过到了孕中晚期，胎宝宝的各种器官已经都发育成形，所以感冒基本上对胎宝宝影响不大。如果感冒症状很严重的话，最好去医院看一下，在医生的指导下服用一些毒副作用轻微的中成药，如板蓝根颗粒、银翘解毒颗粒、感冒清热颗粒等。

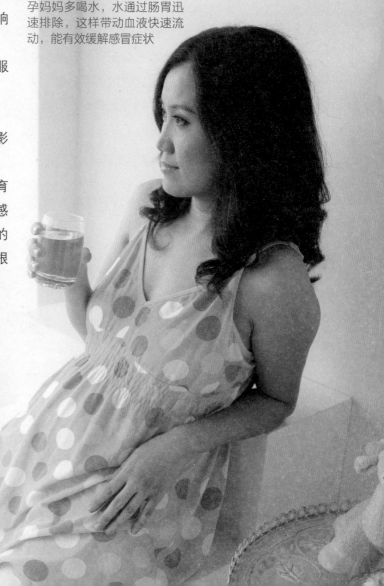

孕妈妈多喝水，水通过肠胃迅速排除，这样带动血液快速流动，能有效缓解感冒症状

孕期便利贴

在春秋流感高发季节里，孕妈妈要多喝开水，提高自身的抵抗能力；同时，可以拿个小锅，锅里倒些醋烧开，熏一熏房间，这样有杀灭流感病毒的作用；同时要记得开窗通风。

3 孕期便秘怎么办

如何缓解孕期便秘

孕妈妈在孕期很容易出现便秘，这可能是由于肠管平滑肌正常张力和肠蠕动减弱，腹壁肌肉收缩功能降低，再加上饮食失调，如食物过于精细或偏食、摄入的膳食纤维过少、饮水太少或运动量过少等因素造成的。到了孕晚期，增大的子宫和胎宝宝先露部压迫直肠，也能导致排便困难。

患有便秘的孕妈妈，轻者食欲缺乏，导致肠功能失调；重者诱发自身中毒，因为体内很多毒素要从粪便中排出，重度便秘时，在肠管内积聚的代谢产物又被吸收而中毒。这对孕妈妈和胎宝宝都不利。

预防便秘的几种方法

养成定时排便的习惯，不管有没有便意，在晨起、早餐后或晚睡前都按时去厕所，久而久之就会养成按时排便的习惯。

要注意调理好膳食，多吃些富含膳食纤维的蔬菜和水果。

适当进行一些轻量运动，促进肠管运动，缩短食物通过肠道的时间，并能增加排便量。

可在每天早晨空腹饮一杯开水或凉开水，这也是刺激肠管蠕动的好方法，有助于排便。

蜂蜜有润肠通便的作用，可调水冲服。

如果以上方法使用后仍然便秘的，可以服用一些软化大便的药，如乳果糖（杜密克）等，或者缓泻剂，如中药麻仁滋脾丸、番泻叶冲剂或果导片等，也可在肛门内放入开塞露或甘油栓，使大便润滑后得以排出，但肠蠕动剂，有刺激增加流产或早产风险，必须在医生的指导下进行，并尽量少用或不用。

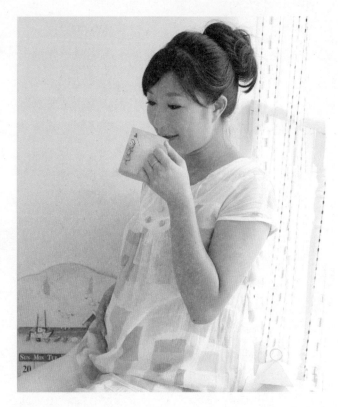

PART **9**

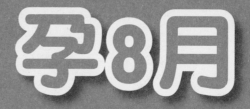

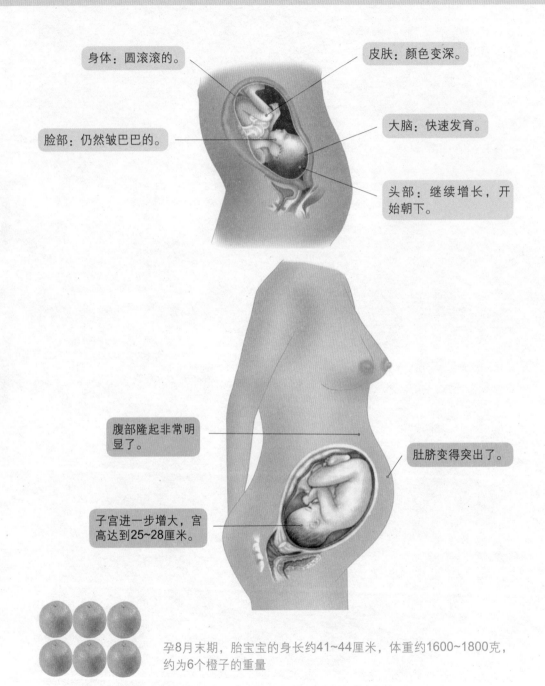

身体：圆滚滚的。

皮肤：颜色变深。

脸部：仍然皱巴巴的。

大脑：快速发育。

头部：继续增长，开始朝下。

腹部隆起非常明显了。

肚脐变得突出了。

子宫进一步增大，宫高达到25~28厘米。

孕8月末期，胎宝宝的身长约41~44厘米，体重约1600~1800克，约为6个橙子的重量

保持快乐心情

插花装扮心情

插花艺术在孕妈妈中是很流行的，孕妈妈也可以选择相关的课程学习一下。如果没有时间去上专门的课程，为了陶冶性情，也可以在家里尝试一下。

实施方法

孕妈妈可以在一个灯光柔和的房间里，尽量放松自己，使自己的身体和精神都达到稳定的状态。选好自己喜欢的花朵和容器，根据自己的兴趣插出理想的效果，也可以参考一些专门的插花类书籍。

花儿与容器色彩搭配小妙招

就花材与容器的色彩配合来看，素色的细花瓶与淡雅的菊花有协调感；浓烈且具装饰性的大丽花，配釉色乌亮的粗陶罐，可展示其粗犷的风姿；浅蓝色水盂宜插低矮密集的粉红色雏菊或小菊花；晶莹剔透的玻璃细颈瓶宜插非洲菊加饰文竹，并使其枝茎缠绕于瓶身。

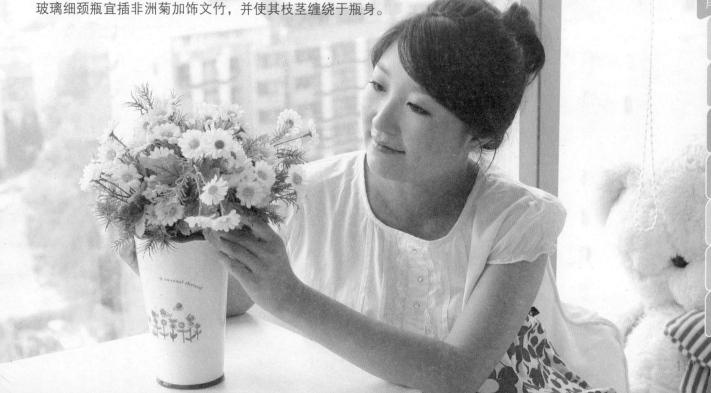

轻松胎教方案

动词，对人或事物有很深的感情。如爱祖国、爱人民。

动词，喜欢。如爱游泳、爱劳动、爱看电影。

动词，爱惜；爱护。如爱公物，爱集体荣誉。

动词，常常发生某种行为；容易发生某种变化。如爱哭、铁爱生锈。

名词，姓。

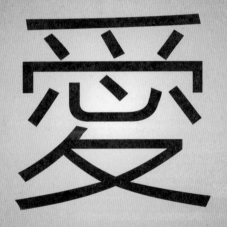

"爱"的繁体写法

1 深入认识一下"爱"这个字

看到"爱"这个字，孕妈妈是否一下子就觉得有一股暖意从心底涌出？妈妈对孩子总是充满了无限的爱。爱是一种发自内心的情感，字典中它有着许多意义。现在，就来一起翻翻字典，了解一下"爱"这个字吧。

繁体字的"爱"，是由"爫""冖""心""友"四部分组成。从字形上看，不论是爱人还是被爱，都要用心付出和感受。爱人时，爱出自真诚之心，才有让人动容的行为。被爱时，只有用心去体验、去感受，才能了解爱的真谛。

父母对子女倾注了无限的关爱，为他们全身心地付出一生，这都是真心、自然地流露。

在爱心中成长的子女，更要用心去体会父母的深情厚爱，从心底生起对父母永存的感恩之心。

2看、听、体会，让宝宝全方位感受生活中的美

美育胎教要求孕妈妈通过听、看、体会等，将自己对美的感受通过神经中枢传递给胎宝宝。

听，即听音乐。在欣赏音乐时，孕妈妈可以选择一些主题丰富、意境饱满的作品。比如贝多芬的《月光奏鸣曲》、肖邦的《英雄》、维瓦尔迪的《四季》等，这些乐曲主题鲜明，能促使人们产生美好的情怀，有利于胎宝宝心智的发育。

看，即阅读和欣赏优秀的文学、绘画作品。孕妈妈可以读一些中外名著。比如俄国作家屠格涅夫的散文，我国古代诗词及外国诗人普希金、雪莱等人的诗歌，还有安东尼·德圣·埃克苏佩里的小说《小王子》以及国内外专门为宝宝们创作的优秀的文学绘本等。孕妈妈在阅读这些文学作品时一定要边看、边思考、边体会，强化自己对美的感受，这样胎宝宝才能受益。

另外，孕妈妈还可以看一些名画，比如中国的山水画、西方的油画等。可以特意挑选一些反映母爱或儿童主题的作品，如美国女画家卡萨特的《洗澡》《蓝色沙发中的小女孩》或布格罗的《小淘气》《诱惑》等。在欣赏这些美术作品时，别忘了调动自己的理解力和鉴赏力，将美的体验传递给胎宝宝。

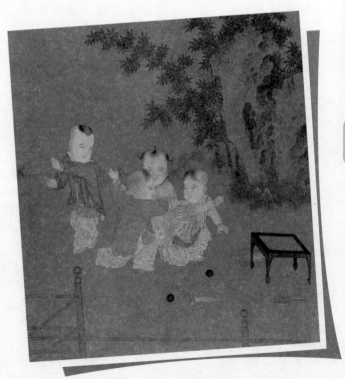

体会，指贯穿在听、看活动中的一切感受和领悟，也指孕妈妈在大自然中对自然美的欣赏和领悟。这时候，孕妈妈可以适当到自然中去走动走动，呼吸一下新鲜空气，体会一下大自然生机勃勃的力量，也许会对顽强的生命力有所感悟呢。这个过程会让孕妈妈产生很愉快的心情，对胎宝宝的脑细胞和神经发育也有很好的促进作用。

营养饮食

1 每天须饮6~8杯水

现在孕妈妈要多饮水，每天需要饮6~8杯水，有水肿的孕妈妈晚上临睡前要少喝水。建议容易水肿的孕妈妈每天食用足量的蔬菜、水果，因为它们具有解毒利尿的作用；不吃或少吃难消化或易胀气的食物，以免引起腹胀，使血液回流不畅，加重水肿。

2 多吃些粗粮

孕妈妈在食用主食米、面之外，需要增加食用一些粗粮，如小米、玉米、燕麦片等，能帮助孕妈妈消化。

同时还要多食玉米、花生、芝麻、植物油等含亚油酸的食物，能促进胎宝宝大脑发育。海参、海米、海带、紫菜、海蜇等富含微量元素的海产品，不会使孕妈妈的体重增加得过快，不妨多吃些。

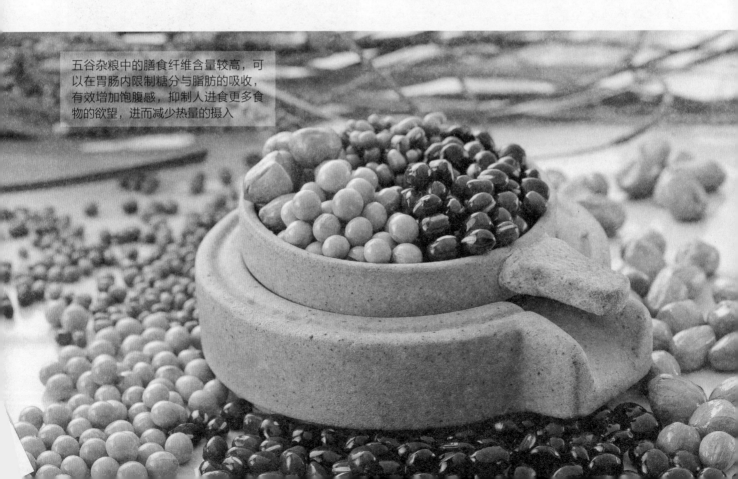

五谷杂粮中的膳食纤维含量较高，可以在胃肠内限制糖分与脂肪的吸收，有效增加饱腹感，抑制人进食更多食物的欲望，进而减少热量的摄入

3 孕晚期不用大量进补

孕晚期不须大量进补，否则容易导致孕妈妈的过度肥胖和巨大儿的发生。孕妈妈在怀孕期间的体重增加10～15千克为正常，如果体重超标，容易引发妊娠期糖尿病。

新生婴儿的体重也并不是越重越好，一般来说，2.5～4千克是最标准的体重。2.5千克是下限，超过4千克是巨大儿。巨大儿出生时，孕妈妈的产道容易受损，产后出血概率也比较高。此外，巨大儿出生后对营养的需求量大，但自身摄入有限，所以更容易生病。

4 孕妈妈多吃鱼能降低早产概率

医学研究认为，孕妈妈吃鱼越多，怀孕足月的可能性就越大，出生时的婴儿也会较一般婴儿更健康、更聪明。

经常吃鱼的孕妈妈出现早产和生出体重较轻婴儿的可能性要远远低于那些平常不吃鱼或很少吃鱼者。调查还发现，每周吃一次鱼，能降低孕妈妈早产的可能性。

5 要摄入充足的钙

孕晚期钙的需要量明显增加，一方面是增加母体钙质的储备，另一方面是帮助胎宝宝的牙齿和骨骼钙化。胎宝宝体内一半的钙是在孕期最后两个月储存下来的。一般来说，孕晚期钙的供给量为每日1200毫克，是孕前的1.5倍，孕妈妈应多食富含钙质的食物。

6 孕8月一日食谱推荐

餐次	时间	食谱参考
早餐	7：00—8：00	鸡丝粥1碗，煮鸡蛋1个，小笼包子1个，肉末黄豆芽1份
加餐	10：00	苹果1个，酸奶150毫升
午餐	12：00—12：30	银耳百合雪梨汤适量，蒜蓉开边虾1份，芹菜炒肉丝1份，米饭1碗
加餐	15：00	酸奶150毫升，橘子1个
晚餐	18：00—18：30	花生炒双素1份，麻婆豆腐1份，萝卜牛腩汤适量，面条1碗
加餐	21：00	牛奶200毫升，饼干50克

健康生活须知

1 孕晚期了，要克制住性冲动

妊娠后期，如果孕妈妈有性交行为，给胎儿带来的危害是非常大的，除可能造成早产外，还可导致孕妇感染，增加胎儿和新生儿死亡的概率。所以，孕妈妈一定要克制住自己的性冲动，同时也要告诫准爸爸。如果准爸爸真的有性冲动的话，孕妈妈就用手或者口帮准爸爸解决吧。

2 孕妈妈如何预防感冒

在整个孕期，一般的感冒如流清鼻涕、打喷嚏，对胎宝宝影响并不大，不必服药，休息调养几天就会好的。但一定要注意天气变化，要根据冷暖添减衣物。若是流行性感冒，症状肯定会严重一些，会对胎儿影响大一点，这个时候如果以上方法不管用，就要去医生那里寻求专业的指导，而不要私自用药。当然，感冒最好还是提前预防。

预防感冒的具体方法

喝白开水。每天补充水分，可以起到利尿排毒、消除体内废物的作用，还可以防止毒素在体内沉积，增强抵抗力，预防疾病。

喝姜糖水。先用红糖加适量水，煮沸后加生姜，再煮10分钟后趁热喝下，此法预防感冒效果很好。

用淡盐水漱口。每天早、晚餐后用淡盐水漱口，以清除口腔内的病菌。尤其是在流感多发期，仰头含漱使用日常保健盐水充分冲洗咽部效果更佳。

搓手。搓手可以促进血液循环，疏通经脉，增强上呼吸道抵御感冒病毒的能力。

用醋熏居室。每天早、晚用白醋在室内熏蒸一次，每次20分钟，有助于杀灭居室内的病毒。

多吃"红色食品"。比如西红柿、山楂、红苹果、南瓜、胡萝卜、红枣、柿子等，这些食品都含有丰富的β-胡萝卜素，能有效保护呼吸黏膜，增强免疫力，预防感冒。

按摩鼻沟。两手对搓，掌心搓热后按摩鼻沟内十余次，也可预防感冒和减轻鼻塞症状。

3 大龄孕妈妈要注意这些

32周以后就不宜再工作了

很多医生认为，大龄孕妈妈自孕32周以后就不宜再工作了。因为这时孕妈妈的心脏、肺脏及其他重要器官必须更辛苦地工作，且会对脊柱、关节和肌肉形成沉重的负担，所以，要多休息。

吃东西要注意

这时候孕妈妈一定要在吃的东西上注意，尽量不要吃下列食物：甜味剂，如白糖、糖浆、巧克力、可乐或人工添加甜味素的果汁饮料、罐头水果、人造奶油、冰淇淋、冰冻果汁露、含糖花生酱、沙拉酱等。

选择对的住院时机

最好听从医生的建议，如果过早住院，无形中会让孕妈妈和家人都产生不必要的心理压力，造成产程延长，有些孕妈妈就会要求剖宫生产。但入院过晚的话，孕妈妈情况紧急，则会使医护人员手忙脚乱，在匆忙中难免增加孕妈妈及胎宝宝的风险。

4 孕期乳房保健

乳房对孕妈妈及胎宝宝都是至关重要的，因为它对哺育新生儿具有重要的意义。因此，必须对乳房进行很好的保健。

不要挤压乳房。睡眠时要侧卧或仰卧，不要俯卧，以免使乳房受到挤压。

不要穿过紧的衣服，更不要束胸，不然会影响乳腺发育，甚至会造成腺管阻塞，使产后乳汁排出不畅，造成乳腺炎。

保持乳房清洁。要经常用温开水清洗乳头，用毛巾轻拭乳头，这样既可以保持乳房的卫生，也可以增加乳头表皮的韧性，以便以后喂奶时经得起吮吸。

如果乳房出现胀痛，可用手握住对侧的乳房，轻轻按摩，两手交替进行。如果不能缓解，应当去医院检查。

禁用丰乳霜或减肥霜。丰乳霜和减肥霜都含有一定的激素或药物成分，如果使用会影响乳房的正常发育。

使用松紧适宜的乳罩，这样既不会影响乳房的正常发育，以利分娩后哺乳，又能使乳房不过于下垂，保持乳房的形象美。

按摩乳头。将按摩油或按摩膏涂在乳头和乳房上，轻轻地按摩，使乳头表皮增厚并富有弹性，使乳房皮肤光滑，促进乳腺导管发育成熟。

少刺激乳头。乳头上分布着丰富的神经，在怀孕期间乳头更敏感，因此在怀孕期间少刺激乳头，以免刺激期过大增长，同时还可避免子宫的过多收缩，避免流产。

防止出现大小乳房。怀孕期间，由于雌激素增多，乳腺导管出现增生，血量供应增加，乳房内基质增多，脂肪沉积，乳房此时的体积和重量都增大了。此时，睡觉时尽可能不要经常性地侧向固定一边，要均匀地两边侧睡，以免产后乳房变成一边大一边小，也可适当多按摩偏小一边的乳房。

结实乳房。由于怀孕期间脂肪的沉积、乳房的增大，容易造成产后乳房松垂，在怀孕期间可每星期做一次胸膜，就是用面膜膏涂于乳房或胸肌上，令乳房和胸肌增强收缩力。

孕期便利贴

大龄孕妇最担心的是流产。30岁出头的孕妇大约有15%的人会遭遇流产；对于40岁的孕妇来说，就有25%的人会遇到这种情况；而45岁以后，有一半的孕妇存在流产的危险。

职场我最大

1 不同职业的孕妈妈何时停止工作

到了孕晚期，随着胎宝宝在子宫中的位置下降，孕妈妈会感到下腹坠胀难受，行动非常不便，而且各种孕期不适又会重新回来，坚持工作的孕妈妈需要考虑何时停止工作的问题。不同职业孕妈妈的选择会有所不同。

坐办公室

如果孕妈妈的工作不属于体力劳动，而且工作环境相对安静、清洁，危险性小，或长期在办公室工作，那么身体状况良好的孕妈妈可以坚持工作（但一定要避免过度疲劳），直到预产期的前1~2周停止工作。

做销售

做销售工作的孕妈妈，每天的工作有一大部分时间需要外出行走，或回访客户，或上门服务等，建议在预产期的前3周停止工作回家待产。

体力劳动

如果孕妈妈的工作属于体力劳动，且运动性比较大，一定要避免上夜班、抬重物及颠簸，因为这段时间容易出现早产。建议孕妈妈提前一个月开始休产假。

有强烈刺激的工作

如果孕妈妈的工作对身体健康而言有强烈的刺激，如长期操作电脑，经常在工厂的操作间中工作，或工作在阴暗潮湿的环境中，那么建议最好在孕期调换工作或暂时停止工作。

对于超过35岁的大龄孕妈妈来说，最好提前两个月就停止工作。

孕期便利贴

按照有关规定，育龄女性可以享受不少于90天的产假。这90天的产假实际上有两周是为产前准备的。因此，怀孕满38周的上班族孕妈妈就可以在家中休息，一方面调整身体，另一方面可以为临产做一些物质上的准备。

如果孕妈妈在孕晚期出现早产、妊娠期高血压等异常情况，医生会建议休息或住院监护，上班族孕妈妈应立即停止工作，配合医生的建议。

幸福妈妈 怀孕胎教育儿 图解百科

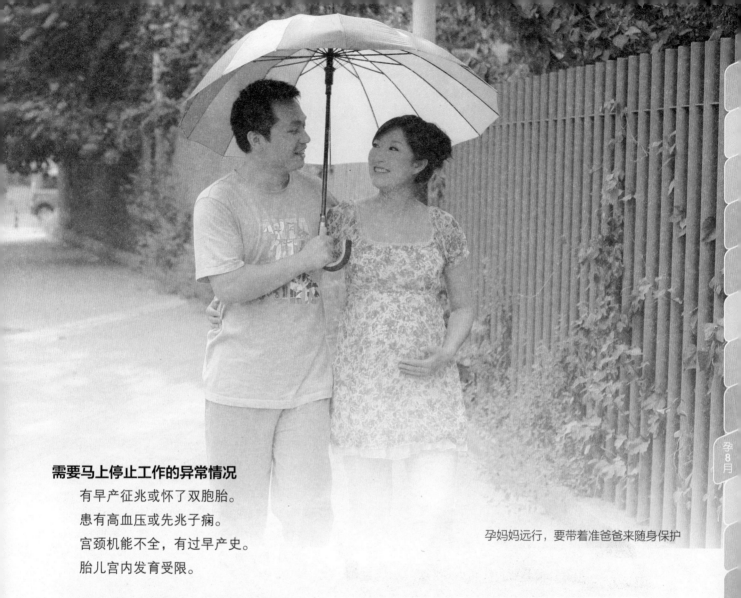

需要马上停止工作的异常情况

有早产征兆或怀了双胞胎。

患有高血压或先兆子痫。

宫颈机能不全，有过早产史。

胎儿宫内发育受限。

孕妈妈远行，要带着准爸爸来随身保护

2 职场孕妈妈不宜再远行了

现在已经到了孕晚期，孕妈妈的生理变化很大，对环境的适应能力也有所降低，在不良环境中身体的抵抗力也下降了许多，加上长时间的车船颠簸，会使孕妈妈身心疲惫，早产的风险不免加大。所以，为了保证母子平安，建议职场孕妈妈此时不要再出远门了。

如果此时必须远行，最好有家人陪伴。而且在外出之前，最好咨询一下妇产科医生，认真听取医生的建议，并留下联系方式，以便紧急时刻联系。另外，如果方便的话，可以托人在目的地找一位可靠的妇产医生，或事先打探好当地妇产医院的详细情况，以备不时之需。职场孕妈妈需要随身携带好自己的产检记录。

运动休闲

1 游泳

在国外，游泳是孕妇普遍参加的一项运动。孕期游泳能增强心肺功能，而且水里浮力大，可以减轻关节的负荷，消除浮肿，缓解静脉曲张，不易扭伤肌肉和关节。游泳要选择卫生条件好、人少的室内游泳馆。下水前先做一下热身运动，让身体适应水的温度，游泳以无劳累感为佳。这样的运动有益于母亲的消化吸收和胎儿的生长发育。

2 伸展四肢

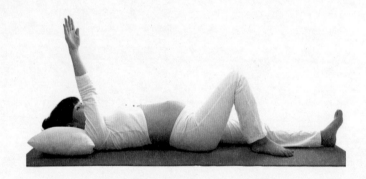

第一步：平躺，左腿伸直，右腿屈膝。右臂向上伸出，左臂自然地放在身体左侧。

第二步：开始进行腹式呼吸。长长地吸入一口气，在呼出的时候双臂和双腿的姿势分别互换。重复5~10次。

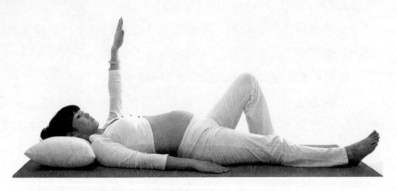

3 孕后期普拉提

很多孕妈妈在怀孕后期都会感到呼吸不畅和十分疲惫，并且会经常出现手、足、脚腕浮肿的现象。轻柔的运动和摄取充足的水分会减轻浮肿症状。

靠墙抬腿

第一步：用垫子垫住头部，尽量让自己的臀部贴近墙壁。保证背部处于舒适状态后，在尽可能的范围内让双腿自然伸至墙的上端。保持这一姿势5分钟。

第二步：双腿向两侧分开，直至起到拉伸的效果为止，但注意不要太过吃力。保持这一姿势5分钟。

抬腿

第一步：靠墙而坐，两腿向前伸直。在右腿下垫两个枕头，左脚紧贴地面并屈起左膝。

第二步：慢慢地完全伸直右腿，并继续尽力拉伸。保持脚趾向上并对脚后跟用力。在这之后让腿放松下来，并舒适地放在枕头上面。重复10次后换另一条腿。

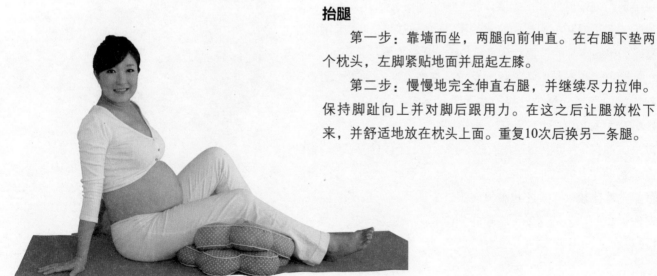

疾病与用药

1 患上妊娠期糖尿病怎么办

患上妊娠期糖尿病的孕妈妈，尽管有一部分人分娩后还存在糖耐量异常的现象（但是没有达到糖尿病的标准），但大部分产妇随着分娩的结束，胎盘排出体外，血糖也会恢复正常。

不过需要注意的是，妊娠期发生糖尿病的女性，成为隐性糖尿病患者的可能性极大，因此重视妊娠期的调整，控制产后体重的增长，对降低糖尿病的发生概率有着重要的意义。

只要配合医生的治疗，并按照下面的建议积极进行生活调理，绝大多数孕妈妈都能给自己和宝宝一个健康、安全的未来。

饮食均衡，营养全面，控制热量和糖分摄入，少食多餐，增加膳食纤维。进行适当的户外运动。

配合医生，按照要求进行必要的药物控制，做好血糖的自我检测。

保持心情舒畅，认真对待病情，避免无谓的担忧。

2 胎儿臀位如何处理

随着胎龄的增加，胎儿在子宫中的位置相对固定了。为了在孕妈妈分娩时能冲出产道，胎儿的头朝向宫颈开口，也就是说胎宝宝正好和孕妈妈的位置相反，孕妈妈站着，胎宝宝倒立着。如果胎宝宝的位置和孕妈妈一样，那就是臀位了。

以前，科学技术不发达，臀位是造成难产的重要原因。随着科学的发展，臀位已经不再是导致难产的原因了。一般在妊娠7~8月之前，胎宝宝臀位不必担心，因为他有可能自己转过来。如果8个月以后还是臀位，医生会让孕妈妈采取膝胸卧位，帮助胎儿转位。如果进入9个月还没有转过来，臀位产的可能性就比较大了。不过就算转不过来，孕妈妈也不必担心，在医生和助产士的帮助下会顺利分娩的。

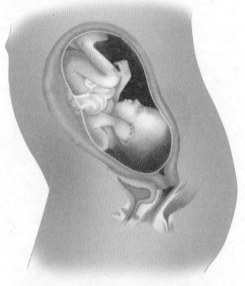

现在宝宝在子宫里的位置应该是头朝下的，如果发现宝宝是头朝上、屁股朝下的话，就要警惕了

幸福妈妈 怀孕胎教育儿 图解百科

3 胎儿头偏大怎么办

有些孕妈妈在做B超的时候，可能会发现胎宝宝的头偏大，于是就会十分担心，害怕胎宝宝出生后是畸形，有些偏激的孕妈妈甚至要终止妊娠。

其实，要知道B超是影像学，虽然能比较客观地反映出胎宝宝的大小，但是却是由B超医生来做判断和测量的，这就会有一定的误差。还有，B超反映的只是胎宝宝的实际大小，而不是根据末次月经计算出来的妊娠周数，这里面也会有一定的误差，所以孕妈妈不必太担心，如果彩超后没发现有畸形的话，就安心养胎吧。

4 如何预防早产

早产是指在孕28~37周之间分娩，孕妈妈早产的概率占分娩总数的5%~15%。在此期间出生的体重在1000~2499克，且身体各器官未成熟的新生儿，为早产儿。

早产儿的各器官系统尚未发育成熟，因此生存能力弱，容易患上如肺部疾病、颅内出血、感染、硬肿症等疾病，少数可留有智力障碍或神经系统的后遗症。一般胎龄越小、体重越低，死亡率越高。

哪些孕妈妈容易早产

怀孕年龄小于18岁或大于40岁。

孕前体重过轻或孕前体重超过80千克的。

产后半年内再怀孕的。

曾发生过早产、早发阵痛及妊娠早期或中期流产的。

曾有"子宫颈闭锁不全"现象，或有不良产科病史的。

预防早产的生活习惯

保证充足的休息和睡眠，放松心情，减少压力。

进行适当的运动，但不要进行剧烈运动。孕期从事剧烈运动会造成子宫收缩，如果身体状态不佳时，要适当地休息。

均匀摄入营养丰富的食物，不吃过咸的食物，以免导致妊娠期高血压症。

不要从事会压迫到腹部的劳动，不要提重物。

经常清洁外阴，防止阴道感染。怀孕后期绝对禁止性生活。

一旦出现早产迹象，应马上卧床休息，并且取左侧位，以增加子宫胎盘的供血量。

妊娠30~32周产前检查

健康教育及指导

1. 分娩方法指导。
2. 开始注意胎动。
3. 母乳喂养指导。
4. 新生儿护理指导。

常规保健

1. 询问胎动、阴道出血、宫缩、饮食、运动情况。
2. 身体检查同妊娠14~19周+6产前检查；胎位检查。

必查项目

1. 血常规、尿常规。
2. 超声检查：胎儿生长发育情况、羊水量、胎位、胎盘位置。

备查项目

　　早产高危者、超声测量宫颈长度或宫颈阴道分泌物检测fFN水平。

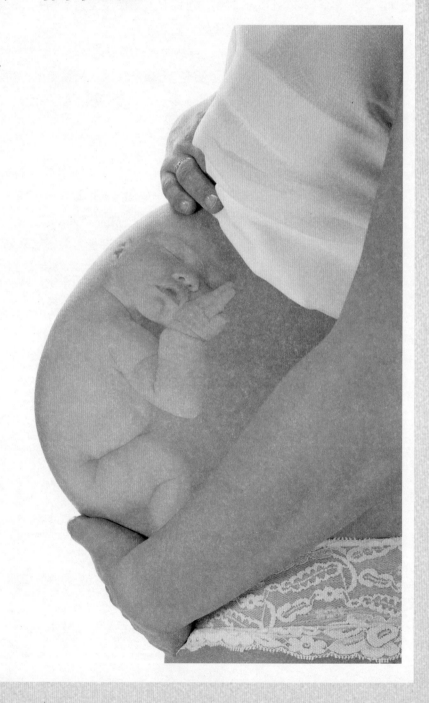

PART **10**

孕9月

皮肤：粉粉的，有光泽。

胎毛：慢慢消退。

指甲：已经长到了手指和脚趾的顶端。

脂肪：皮下脂肪增多，胖乎乎得十分逗人。

羊水：胎宝宝能喝羊水，也能把尿液排泄在羊水中。

头部和四肢：能在孕妈妈腹部凸显出来了。

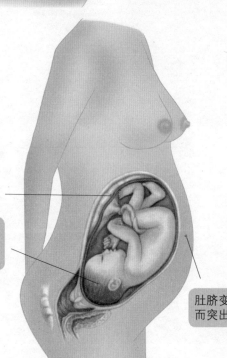

子宫仍在增大。

子宫底的高度为30~32厘米，升到了大概心窝的位置。

肚脐变得大而突出。

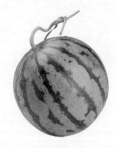

孕9月末期，胎宝宝的身长约45~48厘米，体重约2200~2500克，约为1个小西瓜的重量

保持快乐心情

1 放下不必要的心理负担

对于"高血压怎么办""心率过速怎么办"等问题，医生自会处理，对于你"能否顺利分娩"的问题，更加不用多虑，相信你自己，相信女人的本能，女人天生有超强的耐痛力，别人能顺利生产，你自然也没有问题。况且还没有临产，更用不着去考虑。别人说分娩如何如何可怕，那些话中难免夸大其词，你大可不必理会。

2 把分娩看作一个正常的生理过程

这就像瓜熟蒂落一样自然，没必要过于紧张不安。生产是个自然的过程，疼痛也是可以承受的。而且，自然分娩对胎宝宝来说是脱离母体降临世界的第一次"按摩"，对胎宝宝本身也是有好处的。你所要做的就是吃好、睡好，养足精神，以平稳的心情、冷静的头脑度过这一阶段。若是孕妇产前检查的指标都较为正常，就更应该放心去做自己感兴趣的事。

3 作为丈夫，此时要体谅妻子的紧张心理

要尽量耐心，如果妻子心情不好而发泄在你身上，不要和她针锋相对，也不可不理不睬，要认真对待妻子，表现出你的细心和温柔，相信她最终也会理解你。

4 保持平和、愉快的心境

妊娠9个月，离预产期越来越近，孕妈妈一方面会为即将与宝宝见面而感到兴奋，另一方面又对分娩感到紧张。其实孕妈妈大可不必担心，现在医疗水平十分先进，完全可以保证母子平安。孕妈妈应该以平和、欢快的心态来面对最后两个月的妊娠期。

轻松胎教方案

1 胎教故事：《谁的功劳最大》

这已经是深夜时分，小主人早就进入了梦乡。可是鞋子和袜子睡不着，于是就开始聊起天来。它们说着说着，突然争吵起来，两人都认为自己的功劳最大。

鞋子说："小主人可就我这一双鞋子，没了我，他要怎么走路呢？这样说来，当然是我的功劳最大了。"

袜子听到这话怪不服气的，于是说："哼，要不是小主人先把我套在脚上，然后再穿上你这个硬鞋子，哎呀，他的脚不被磨破才怪呢。"

第二天早上，他们听见小主人自言自语："太奇怪了，我昨晚好像听见有两个说话声，害得我觉都没睡踏实。"

体育课上有跑步训练，可是小主人刚一迈开步子就摔倒在地。他不知道，是自己的鞋子和袜子为了争功劳，正在打架呢。它俩打得不可开交，根本就没意识到自己害得小主人的校服都摔破了。

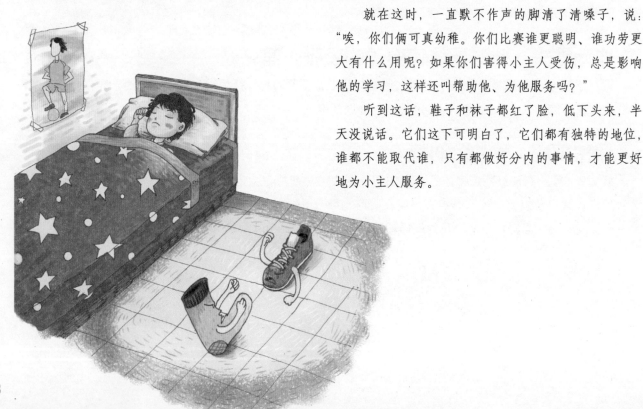

就在这时，一直默不作声的脚清了清嗓子，说："唉，你们俩可真幼稚。你们比赛谁更聪明、谁功劳更大有什么用呢？如果你们害得小主人受伤，总是影响他的学习，这样还叫帮助他、为他服务吗？"

听到这话，鞋子和袜子都红了脸，低下头来，半天没说话。它们这下可明白了，它们都有独特的地位，谁都不能取代谁，只有都做好分内的事情，才能更好地为小主人服务。

2 带着胎宝宝看《龙猫》吧

这部动画电影非常适合全家人一起观看，它可以唤醒自己童年的记忆和梦想，使你和宝宝的心灵更加相通。

看电影的时间

上午、下午或晚上的休闲时光，可以拿出一个多小时的时间来观赏这部影片，相信它会给你留下非常深刻的印象，并勾起你很多童年的美好回忆。

龙猫的故事

小女孩小月和妹妹小梅跟随爸爸搬入乡下的新居，澄清的小河、茂密的森林、广阔的田野，住在其中的人、鸟、兽、昆虫，夏天的闷热、大雨、突然刮起的劲风、可怕的黑夜……"龙猫"的故事就是在这样优美而充满魔幻的现实主义风格的田园风光中展开的。这部影片为孩子们编织出了一个纯真而快乐的梦想，让他们在生机勃勃的大自然中奔跑、飞翔，传达出作者美好的心声。

宫崎骏创作《龙猫》

"在我们乡下，有一种神奇的小精灵，它们就像我们的邻居一样，在我们身边嬉戏、玩耍，但是普通人是看不到它们的，据说只有小孩子纯真无邪的心灵可以捕捉到它们的形迹。如果静下心来倾听，从风声里可以隐约听到它们奔跑的声音。"

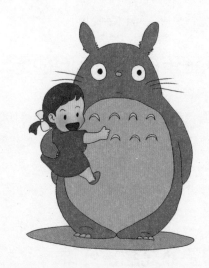

这是影片的创作者宫崎骏幼年时在家乡听到的传说。年少的他也曾经在草丛中寻觅过龙猫的踪迹。那段在乡下度过的美好时光，始终让成年后投身于动画事业的他念念不忘。在这段为孩子们编织的精巧的梦的感召下，《龙猫》被创作出来了。

准爸妈看了这部影片，是不是也想和孩子一起去听听大自然的声音？说不定你也可以听到身旁龙猫的呼吸声呢……

可爱的小梅和善良的大龙猫在一起，这么有趣的故事，孕妈妈一定要和宝宝一起欣赏噢

营养饮食

1 要及时调整食欲缺乏

孕晚期,肠胃受到子宫的压迫,一些孕妈妈会有食欲缺乏的倾向,再加上肚子越来越大,行动也感到不便,但这时期较之前更要补充营养,所以孕妈妈对于饮食的调理更要谨慎。多选择容易消化的食物,并分多次进食。

2 多吃高锌食物有助于自然分娩

国外有研究表明,分娩方式与怀孕后期饮食中锌的含量有关。也即孕后期每天摄入锌越多,自然分娩的机会就越大。锌能增强子宫有关酶的活性,促进子宫肌肉收缩,使胎宝宝顺利分娩出子宫腔。如果缺锌,子宫肌收缩力弱,无法自行娩出胎宝宝,需要借助如产钳、吸引力等外力才能娩出,增加分娩的痛苦,还有导致产后出血过多及其他妇科疾病的可能,严重影响母婴健康。在孕期,孕妈妈需要多吃一些富含锌元素的食物,如猪肾、瘦肉、海鱼、紫菜、牡蛎、蛤蜊、黄豆、绿豆、核桃、花生、栗子等。特别是牡蛎,含锌最高,可以多食用。

3 保证蛋白质和脂肪的摄入

这时候的孕妈妈要保证每天75~100克蛋白质的摄入。蛋白质的来源很广泛,包括一些海产品,如味道鲜美、营养丰富的干贝,其可食部分每100克含蛋白质63.7克,比鸡蛋高3.2倍,同时还含有脂肪、糖类、钙、磷、铁等营养元素。与鸡肉、蛋类一起烹调,有更好的补益作用。

孕妈妈还要保证每天60克的脂肪摄入量,以补充足够的体力。可以适当地食用一些南瓜、红薯、土豆、藕来代替米面等主食,它们不仅含淀粉、糖,还含有纤维素和一些微量元素,可以提供更全面的营养,而且热量较低。

4 需要补充膳食纤维

到了现在,孕妈妈需要摄入一些膳食纤维,因为如果膳食纤维摄入不足,会使孕妈妈发生消化不良、便秘、内分泌失调,还容易引起孕妈妈超重,进而引发高脂血、高血压、心脏病等疾病。

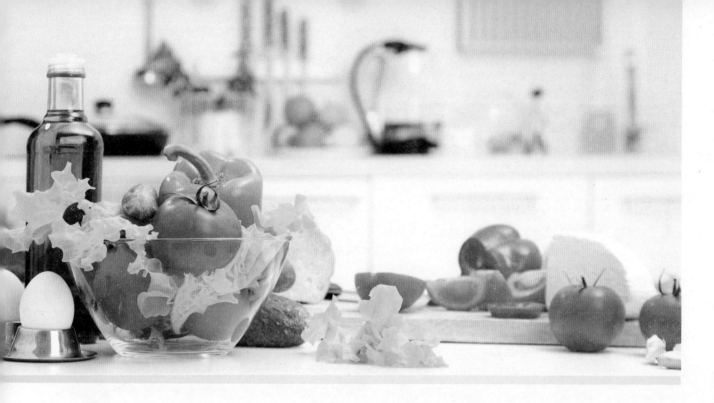

　　膳食纤维分为可溶性膳食纤维和不溶性膳食纤维。可溶性膳食纤维主要在豆类、水果、紫菜、海带中含量较高。不溶性膳食纤维存在于谷类、豆类的外皮和植物的茎、叶和虾壳等。不同的纤维有不同的功能，需要搭配摄入才合理。

　　肠胃不好的孕妈妈如果难以消化谷类和薯类的膳食纤维，可以用绿叶蔬菜和新鲜水果来代替。吃完膳食纤维食物后最好喝杯白开水促进食物中可溶性膳食纤维的溶解和膨胀。

5 孕9月一日食谱推荐

餐次	时间	食谱参考
早餐	7：00—8：00	紫薯粥1碗，煮鸡蛋1个，香菇油菜1份
加餐	10：00	牛奶1杯，坚果适量，橙子1个
午餐	12：00—12：30	米饭150克，香菜牛肉末1份，凉拌金针菇1份，熘肝片1份，红小豆鲤鱼汤适量
加餐	15：00	酸奶1杯，强化营养饼干4片，莲子羹1碗
晚餐	18：00—18：30	扬州炒饭1份，清炒油麦菜1份，木耳海参虾仁汤适量
加餐	21：00	杏仁露1杯，奶酪面包1个，香蕉1根

健康生活须知

1 引起羊水早破的原因

孕妈妈的子宫口松弛，使胎膜受到刺激而引发羊水早破。

胎膜发育不良，如存在羊膜绒毛膜炎等，造成羊膜腔里压力过大，引起羊水早破。

胎位不正、骨盆狭窄、头盆不相称、羊水过多、多胎妊娠等，均可以使羊膜腔内压增大，发生羊水早破。

孕期性生活不慎引起羊膜绒毛膜感染，特别是精液中的前列腺素可以诱发子宫收缩，导致羊膜腔压力不均匀，引发羊水早破。

其他因素，如孕期剧烈咳嗽、猛然大笑或暴怒以及做重体力活等，都可能导致胎膜破裂，羊水流出。

2 羊水早破容易引发的后果

引发胎儿早产。胎膜早破使得羊水过早地流出，胎宝宝就失去了保护。羊水流出后，子宫会变小，不断刺激子宫收缩，这时胎宝宝若是不足月就会发生早产。而早产儿的各个器官可能还没有发育完全，体重较轻，生活能力很差，很容易夭折。

引发胎儿宫内窘迫。羊水早破，如果胎先露未"入盆"，脐带会随着羊水流出而脱垂出来，引起胎宝宝在子宫内发生窘迫。

引发滞产及胎儿缺氧。如果羊水流出过多，子宫会紧贴着胎宝宝的身体，刺激子宫引起不协调宫缩，从而影响产程进展和胎盘的血液循环，导致滞产和胎宝宝缺氧。

引发母婴感染。胎膜破裂的时间越长，发生宫内感染的概率就越大。如果胎宝宝吸入感染的羊水，就会引起吸入性肺炎。而孕妈妈也容易在分娩时感染或造成产褥感染。

3 羊水早破怎么处理

一旦发生羊水早破，孕妈妈及家人要冷静地采取适当措施。为了防止胎宝宝的脐带脱垂，应立即让孕妈妈躺下，并且采取把臀部抬高的体位。

孕妈妈应在外阴垫上一片干净的卫生巾，注意保持外阴的清洁，不可以再入浴。只要发生破水，不管孕妈妈是否进入预产期，有没有子宫收缩，都必须立即赶往医院就诊。即使在赶往医院的途中，也需要采取臀高的躺卧姿势。

4 检查准备的待产包

孕妈妈已经开始准备待产，准爸爸要提前备齐生产用的物品，多了解一些分娩知识，学习母乳喂养宝宝的知识和技巧等。

需要准备的生产用品如下：

- 大脸盆2个，毛巾4条，妈妈自己擦洗用。3条毛巾是用来擦脸、擦脚，还有刚生产完洗下身用的。另一条用来擦拭乳房。
- 产后护理垫，经济一点的可以用大号的卫生巾，或者成人纸尿裤也可以。要选择好的品牌，保证产后伤口的卫生。
- 多准备一些卫生纸，消毒清洁的湿纸巾也要准备好，给孕妈妈擦手用。医用纱布20袋，或者一卷，自己裁成小片，大概一片折三四折，有护垫那么大就可以了。市面上也有裁好的可以选用，但是价格稍微贵一些。因为如果是顺产的话，有可能会做侧切，侧切以后医生会开药外敷，用纱布敷完以后就扔掉比较方便，如果没有侧切，私处也是要清洗的。
- 产妇用漱口水。产后不能用凉水，刷牙比较麻烦，用漱口水就很方便。
- 睡衣2套。产后会出很多汗，睡衣一定要选择纯棉透气凉快的。新睡衣要水洗过以后再穿。
- 小脸盆2个，给宝宝洗脸和洗小屁股用。不用给宝宝准备毛巾，因为刚出生的宝宝皮肤很嫩，毛巾会蹭红宝宝的皮肤。可以用柔软的医用纱布给宝宝擦洗。
- 多准备几包纸尿裤和伴侣。前两天宝宝会排胎便，纸尿裤比较费，最好2小时换一次，可先换伴侣，避免红屁股。
- 护臀膏，给宝宝清洁臀部后涂抹一些，可以避免红屁股。宝宝专用的润肤乳霜。要选择好的品牌，滋润宝宝幼嫩的肌肤，并且不会伤害宝宝的眼睛、呼吸道及生殖系统。
- 婴儿湿巾。
- 2个奶瓶。准备纯母乳喂养的可不必准备。
- 宝宝衣服。因为现在大部分医院都是宝宝一出生就直接给他们穿上衣服了，一般有2~3套，基本月子里够穿。宝宝的袜子要多买几双，帽子买一顶就足够了。天热时也要给宝宝穿上袜子，因为宝宝的脚和头是最怕凉的。
- 洗澡盆、浴床和水温计。澡盆最好买大号的，因为宝宝长得快。浴床要买十字形的，比较稳当。刚开始给宝宝洗澡都容易把水兑烫或者兑凉，用水温计比较方便。

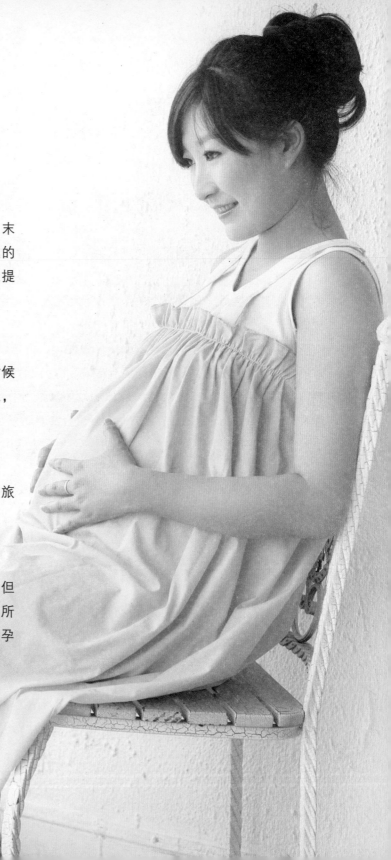

职场我最大

1 可以停止工作了

对于一直坚持上班的孕妈妈来说，这个月末就要考虑休息了。对于要等到临产才可以休假的孕妈妈来说，要注意工作强度，若感觉累，就提前休假。

2 不要过度劳累

怀孕晚期，孕妈妈一定不要过度劳累，这时候就不要再加班了，一定要保证充足的睡眠和休息，以随时等待那个期待已久的时刻。

3 避免长时间外出

对孕9月的孕妈妈来说，长时间逛街、长途旅行或远足郊游，都是不明智的。

4 避免去拥挤的公共场所

在这个时期，公共场所并不是绝对不能去，但最好不要去那种拥挤嘈杂的地方，因为在公共场所中，存在着许多对胎宝宝不利的因素，这些正是孕妈妈在孕晚期应该避免的。

运动休闲

1 放松肌肉的保健操

孕妈妈沉重的身体加重了下肢的负担，学习一些放松下肢肌肉的方法，可以让自己的身体更加舒适，同时也是放松精神的一种手段，要告诉自己：爱运动的妈妈才有更健康的宝宝。可以利用闲暇时间来进行肌肉放松，当你在花园散步、在马路上行走、在床上休息时都可以抓紧时间做相应的练习。

精神的松弛法

精神上的松弛是肌肉松弛的先导。如果想松弛身体，要先摒除杂念，使情绪平静下来。操作方法为：缓慢、均匀地呼吸，每一次吸气、呼气都要轻，不要太用力，要匀、细、绵、长。

肌肉的松弛法

孕妈妈先仰卧，然后用几个枕头把肩背部及膝关节垫高，要做到使自己感到舒适。全身各个部位的肌肉轮流进行收紧和放松，可以从脚趾开始。

大腿肌肉练习法

怀孕期间孕妈妈的大腿要承受增加了胎宝宝重量的上半身的压力，能否使下半身的血液顺利回流，减少下肢浮肿的程度，都取决于大腿的功能状态。因此可以通过每天适当步行来活动大腿，不要只坐着或躺着。

按摩松弛法

● 屈膝坐好，用两只手捏住左脚，两手的大拇指放在脚背。将两个大拇指并齐，沿两根脚趾骨的骨缝向下按摩。按摩2~3分钟后换另一只脚。

● 盘腿坐好，抬起左脚，将右手的四根手指（除大拇指外）从左脚的脚底方向全部插进脚趾缝里，刺激脚趾缝。做1分钟左右，然后换另一只脚。

2 按摩改善记忆、缓解压力

提高记忆力的按摩法

临近分娩的孕妈妈会感到诸多不适，精神状态也会受到一些影响，你可能会发现自己似乎变"笨"了，经常丢三落四，反应也变慢了。不要担心，很多孕妇都会出现这种状况，按照以下方法按摩，有助于提高记忆力和思考能力。

- 在脚底的涌泉穴上用大拇指按2~3次，每次4秒钟。
- 用一只手从脚腕出发向膝盖方向按摩，就好像要让血液向上流动一样。两手交叉对两条腿分别进行这种按摩，持续1~2分钟。
- 用拇指和食指捏住位于大脚趾上的大脑反射区，然后用转圈的方法进行按摩，重复2次。

缓解压力的按摩法

身体变重使得孕妈妈很难睡得安稳，情绪波动也会比较大。按照下面的方法进行按摩，有助于减轻心理压力：

- 在小肠反射区从上向下进行滑动摩擦，重复4~5次。
- 在脚后跟部位的生殖腺反射区上用画圈的方式进行按摩，重复2次。
- 用一只手抓住自己的脚，另一只手将五个脚趾一起向后扳。

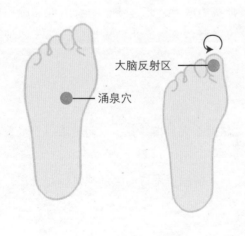

大脑反射区

涌泉穴

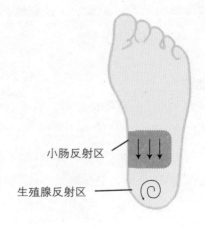

小肠反射区

生殖腺反射区

疾病与用药

孕 晚期的疼痛

孕晚期，孕妈妈身体上的疼痛发生得更为广泛和频繁，这里提到的这些孕期疼痛是生理性的，孕妈妈无须担心，孕期过后即会自行消除。

孕期 疼痛部位	症状	产生原因	缓解方法
胸痛	位于肋骨之间，犹如神经痛，但无确定部位	与孕妈妈缺钙、膈肌抬高、胸廓膨胀有关	适量补充钙剂可以缓解
手痛	孕妈妈会感觉到单侧或双侧手部阵发性疼痛、麻木，有针刺感，即所谓腕管综合征。多发生在夜间	是由于怀孕期间分泌的激素，尤其是松弛素引起筋膜、肌腱、韧带及结缔组织变软、变松弛累及神经所致	睡觉时把双肩垫高，在手和手腕下垫一个枕头，避免牵拉肩膀的动作
耻骨分离痛	孕妈妈会感觉到大腿根部疼痛，其疼痛可延伸到两侧股骨转子，使髋关节无法内收及外展，或造成下背疼痛	孕晚期为适应胎宝宝日益增大的需求，耻骨联合分离所致	若已经导致韧带拉伤、水肿、行走困难，就必须卧床休息。定期检查，了解耻骨分离情况，加强体育锻炼，增强肌肉与韧带张力和耐受力是有效的预防办法
外阴痛	外阴部肿胀，皮肤发红，行走时外阴剧烈疼痛	外阴静脉曲张	避免长期站立，避免穿过紧的裤子和鞋袜，不用过热的水洗浴。局部冷敷可减轻疼痛
坐骨神经痛	腰部以下到腿的位置产生强烈的刺痛感	与胎宝宝下降入骨盆，压迫坐骨神经有关	选择自己舒适的体位和睡眠方法，避免同一姿势站立过久，尽量不要举重物过头顶

妊娠33~36周产前检查

健康教育及指导

1. 分娩前生活方式的指导。
2. 分娩相关知识（临产的症状、分娩方式指导、分娩镇痛）。
3. 新生儿疾病筛查。
4. 抑郁症的预防。

常规保健

1. 询问胎动、阴道出血、宫缩、屁股瘙痒、饮食、运动、分娩前准备情况。
2. 身体检查同30~32周产前检查。

必查项目

尿常规。

备查项目

1. 妊娠35~37周B族链球菌筛查：具有高危因素的孕妇，取肛周与阴道下1/3的分泌物培养。
2. 妊娠32~34周肝功能、血清胆汁酸检测。
3. 妊娠34周开始电子胎心监护检查。
4. 心电图复查。

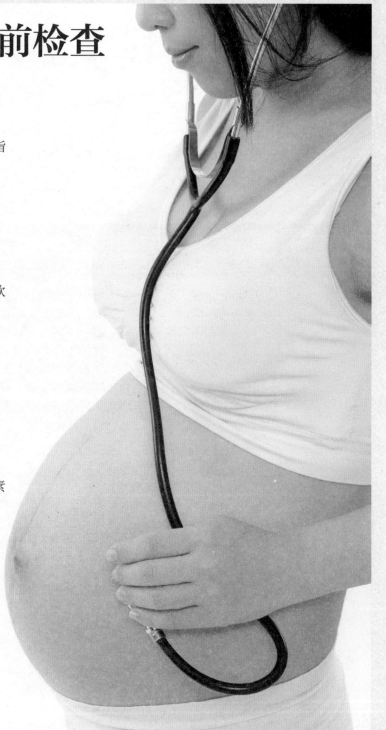

PART 11

孕10月

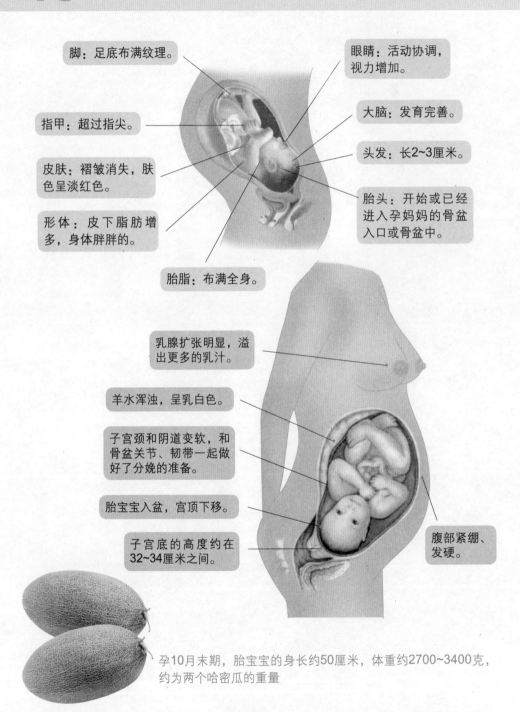

脚：足底布满纹理。

眼睛：活动协调，视力增加。

指甲：超过指尖。

大脑：发育完善。

皮肤：褶皱消失，肤色呈淡红色。

头发：长2~3厘米。

形体：皮下脂肪增多，身体胖胖的。

胎头：开始或已经进入孕妈妈的骨盆入口或骨盆中。

胎脂：布满全身。

乳腺扩张明显，溢出更多的乳汁。

羊水浑浊，呈乳白色。

子宫颈和阴道变软，和骨盆关节、韧带一起做好了分娩的准备。

胎宝宝入盆，宫顶下移。

腹部紧绷、发硬。

子宫底的高度约在32~34厘米之间。

孕10月末期，胎宝宝的身长约50厘米，体重约2700~3400克，约为两个哈密瓜的重量

幸福妈妈 怀孕胎教育儿 图解百科

保持快乐心情

1 这样缓解产前焦虑

临近分娩，孕妈妈很容易紧张焦虑，所以此时的情绪调节很重要。如何缓解产前焦虑呢？孕妈妈来试试下面的小方法吧。

知根知底就不会有无谓的担心。让自己了解分娩的全过程及可能出现的情况，了解分娩时该怎样配合医生，提前进行分娩前的训练，对减轻孕妈妈的心理压力会有很大的帮助。

做好充分准备

定期做孕晚期的检查，丈夫此时要全程陪伴妻子，让妻子感受到家人对自己的关爱。

进行积极的心理暗示

多想一想宝宝，马上就要见到日思夜想的小家伙了，是一件多么让人高兴的事啊！告诉自己"我的身体调养得很好，生宝宝没问题""宝宝和我一起在努力"等，这些积极的心理暗示会让你信心倍增。

适时入院待产

如情况良好，孕妈妈无须提早进医院待产，因为医院里的气氛会让孕妈妈产生紧迫感。因此在出现分娩征兆前，准妈妈应安心在家待产，当出现明显的征兆时，再去医院待产。

2 帮助孕妈妈保持产前好状态

- 保持良好的饮食习惯，均衡摄入营养。
- 记录饮食情况，保证每日摄取所需的营养。
- 学习一些新生儿护理的知识。
- 学习分娩知识，参加分娩学习班。
- 按摩乳房，为即将到来的母乳喂养做好准备。
- 坚持锻炼，这会让你的分娩过程更加顺利，还会让你产后恢复得更加迅速。
- 做好分娩计划，准备好分娩过程中所需要的东西，并放在最显眼的位置，让家里所有人都看得到。
- 准备照相机或录像机，以便为宝宝拍下第一张照片，或录下宝宝初见世界的情景。
- 想办法放松自己。
- 分娩前拍一张照片留作纪念，留给宝宝以后看。

孕期便利贴

多准备点巧克力，食用后不仅能让人心情愉悦，而且能将糖分迅速转化为热量，增加产妇的体力。

轻松胎教方案

1 欣赏戏曲《天上掉下个林妹妹》

今天，孕妈妈和胎宝宝一起来欣赏中国第二大剧种——越剧的名段《天上掉下个林妹妹》吧。越剧长于抒情，以唱为主，声腔清幽婉丽、优美动听，表演真切动人，极具江南灵秀之气。这段《天上掉下个林妹妹》讲述的是黛玉刚来到贾府，看到"还愿"归来的宝玉，在相互见礼中，两人互相印象表述的精彩唱段。

这段婉转悠扬的唱段会让孕妈妈的心情得到放松，也是很好的胎教音乐素材。

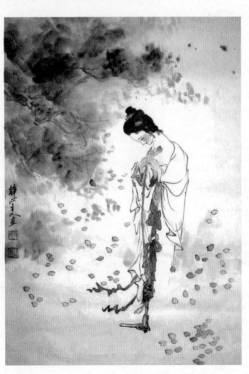

宝玉

天上掉下个林妹妹，
似一朵轻云刚出岫。

黛玉

只道他腹内草莽人轻浮，
却原来骨格清奇非俗流。

宝玉

娴静犹如花照水，
行动好比风扶柳。

黛玉

眉梢眼角藏秀气，
声音笑貌露温柔。

宝玉

眼前分明外来客，
心底却似旧时友。

2 欣赏郑板桥的书法

郑板桥号称"诗书画三绝"，在诗书画方面独树一帜。书画以"清、劲、怪"流传甚广，给了后人很独特的美学启示。郑板桥的书法独创一体，字体变化多端，章法诡谲有致、摇曳多姿，是书中瑰宝。

现在，孕妈妈就来感受一下其中的魅力吧，这种对美的体味也会潜移默化地提升胎宝宝的欣赏水准。

3 读《两只小兔》

离胎宝宝降临的日子越来越近，孕妈妈继续坚持为胎宝宝读点好听悦耳的童谣，让胎宝宝快快乐乐地听着妈妈的声音来培养语言的潜能吧。

两只小白兔，
上山采蘑菇，
碰见只小鹿，
正在种萝卜，
红萝卜，白萝卜，
馋得小兔拍肚肚，
小鹿拔萝卜，
送给小白兔，
小兔吃萝卜，
忘了采蘑菇。

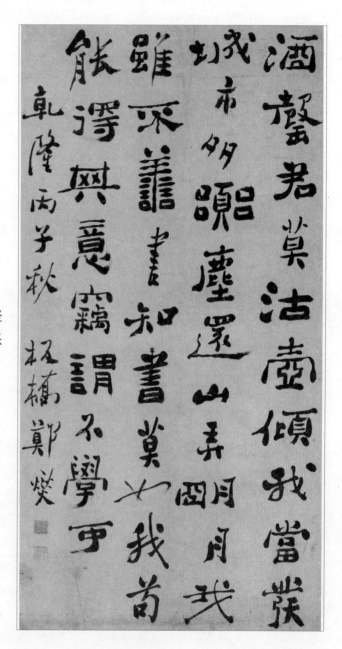

营养饮食

1 孕晚期可以适量吃些玉米

鲜玉米很适合孕晚期的妈妈食用，因为鲜玉米是低热量高营养的食物，每100克含热量106千卡，而其粗纤维却比精米、精面要高4～10倍。此外，鲜玉米中还含有大量镁，能加强肠壁蠕动，促进体内废物的排泄，有较好的利尿、降脂、降压、降糖作用。

2 这时候更要控制体重

为了控制新生宝宝的体重，孕妈妈应多吃新鲜蔬菜和蛋白质含量丰富的食物，少吃碳水化合物、脂肪含量高的食物，并适当参加活动。

3 为分娩储备能量

分娩需要能量，如果能量储备不足，很容易宫缩无力，产力低下，最后可能需要借助助产工具或施行剖宫产手术才能完成分娩。为了避免这种情况的出现，孕妈妈在孕10月一定要合理安排饮食，为分娩储备些能量，摄取足够的碳水化合物和蛋白质。

当然，储备能量不是说就可以无限制地吃，要知道，如果这个时期摄入热量过多，很容易出现巨大儿，造成难产。碳水化合物每天摄入量不超过500克；蛋白质选用鸡蛋、牛奶、瘦肉、鱼类、豆制品等，蛋白质的摄入量每天不超过100克。

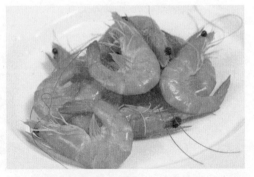

水产品是蛋白质、无机盐和维生素的良好来源，尤其蛋白质含量丰富，且属优质蛋白，易消化吸收。蒸食是极佳的烹饪方式

4 补充钙、铁

胎宝宝的骨骼钙化接近完成，含丰富钙质的豆类食品、小鱼、蔬菜等仍适合多食。孕晚期的女性容易有贫血症状，为了防止分娩时出血过多，必须及早多摄取铁质，而内脏类食物含丰富的铁质，可以增进造血机能。

5 补充维生素B$_1$

孕10月必须补充各类维生素和足够的铁、钙及充足的水溶性维生素，尤其以维生素B$_1$最为重要。如果维生素B$_1$不足，易引起准妈妈呕吐、倦怠、体乏，还可能影响分娩时子宫收缩，使产程延长，分娩困难。维生素B$_1$在海鱼中的含量比较高。

谷类中，大米、面粉含维生素B$_1$较多；蔬菜中豌豆、蚕豆、毛豆的维生素B$_1$含量较多；动物性食品中，畜肉、内脏、蛋类食物中维生素B$_1$含量较多。

6 巧克力能帮助孕妈妈分娩

很多营养专家和医生都推荐孕妈妈多吃巧克力。因其营养丰富，含大量的优质碳水化合物，而且能在短时间内被人体消化、吸收和利用，产生大量的热能，供人体消耗。

体积小，发热多，而且香甜可口，吃起来很方便。所以，孕妈妈只需要在临产前吃上一块巧克力，就能在分娩过程中获得热量。因此，巧克力是当之无愧的"助产大力士"。

7 孕10月一日食谱推荐

餐次	时间	食谱参考
早餐	7：00—8：00	银耳羹1碗，煮鸡蛋1个，清炒南瓜100克，奶酪蛋糕1块
加餐	10：00	牛奶1杯，坚果适量，水果沙拉1份
午餐	12：00—12：30	紫薯粥1碗，鸡蛋炒黄花菜100克，尖椒炒肉丝150克，肉末茄子150克，馒头1个
加餐	15：00	酸奶1杯，苹果1个，坚果适量
晚餐	18：00—18：30	素什锦100克，木耳炒鸡蛋150克，萝卜丝鲫鱼汤适量，香菇鸡粥1碗
加餐	21：00	红枣红豆汤1碗，坚果适量，香蕉1根

萝卜丝鲫鱼汤

健脾开胃

材料 鲫鱼1条（约250克），白萝卜250克。

调料 枸杞、姜丝、盐、料酒、植物油各适量。

做法 1. 鲫鱼去鳞，除鳃和内脏，洗净，抹上料酒，腌渍10分钟；白萝卜洗净，切丝。

2. 锅内倒油烧热，放鲫鱼煎至两面的鱼肉变白，加枸杞、姜丝和适量清水大火烧沸，转小火煮20分钟，放入萝卜丝煮熟，用盐调味即可。

鸡蛋炒黄花菜

安胎

材料 鸡蛋3个，干黄花菜20克。

调料 植物油、白糖、料酒、高汤、盐各适量。

做法 1. 鸡蛋打碗中，加料酒、盐搅匀；干黄花菜洗净，泡发，切段，焯透，捞出沥水。

2. 锅内倒油烧热，倒入鸡蛋，炒熟，放入黄花菜、白糖、高汤烧开片刻即可。

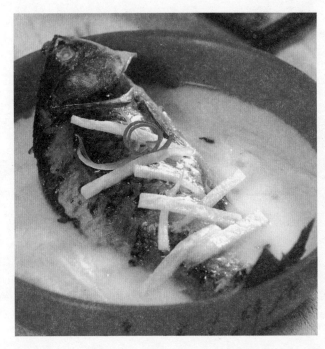

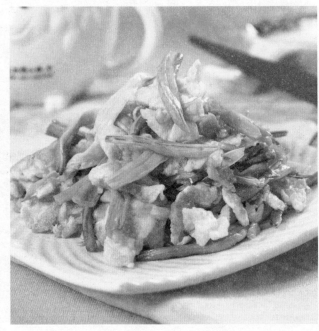

健康生活须知

1 做好随时分娩的准备

清洁身体

尽可能每天洗澡，淋浴或只擦擦身体也可以。特别要注意保持外阴部的清洁。头发也要整理好。不要做对母体不利的动作，避免做往高处伸手或压迫腹部的姿势。

充分摄取营养，充分睡眠、休息

孕妈妈从宫缩加剧到分娩结束需要12~16个小时，要积蓄足够的体力才能支撑。所以一定要吃好睡好。

严禁性生活

性生活可能会造成胎膜早破和早产。

不要远途散步

孕妈妈随时面临分娩，不知道什么时候会开始宫缩，因此要避免一个人在外走太远。如果去远处，要将地点、时间等向家人交代清楚，或留下纸条再出去。

建立紧急联络方式

为防止孕妈妈在家中无人陪伴时突然发生阵痛或破水，必须事先建立紧急联络方式，家人的手机号码应该随身携带，家离医院较远者，应预留出租车的电话号码，或者请求附近的亲朋好友，必要时协助送往医院。

准备好入院时必须带的物品

怀孕后期发给孕妈妈的待产须知上，除了列举即将生产的各种征兆外，还注明了住院待产时应携带的物品，包括挂号证、夫妻双方身份证、保健卡、孕妈妈健康手册以及个人日常用品、换洗衣物、产垫等。这些物品要提早准备好。

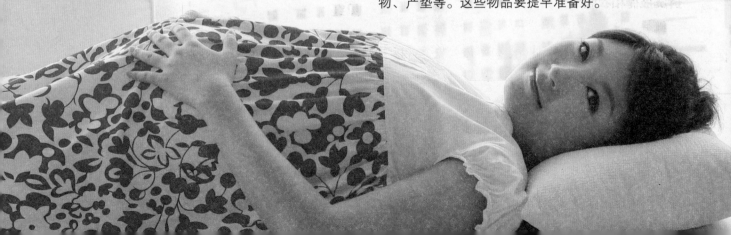

确认一下医院准备的落实情况

选定生产的医院，孕妈妈生产的医院通常就是平时接受产前检查的场所，但是有些孕妈妈因为在外地工作就近做产检，或者打算回娘家或婆家附近生产后顺便坐月子，可于预产期之前一两个月告知产检医生，并且要求在孕妈妈手册上详细填写产前检查的相关资料。若经诊断为高危妊娠者，应该选择较大规模的医院，才能让母子俩都得到全面的照顾。

2 准爸爸的准备工作

这时候，孕妈妈随时都有可能生产，所以爸爸要抽出时间来，一旦发生紧急情况，能马上将孕妈妈送到医院。

同时，准爸爸也要忙碌起来，做好孕妈妈产前的各项准备，迎接胎宝宝的诞生。

清扫布置房间

在孕妈妈产前应将房子清扫布置好，要保证房间的采光和通风情况良好，让妻子愉快地度过产假期，让母子在清洁、安全、舒适的环境中生活。

拆洗被褥和衣服

孕晚期，孕妈妈行动不方便，准爸爸要将家中的衣物、被褥、床单、枕巾、枕头拆洗干净，在太阳底下曝晒消毒。

购买食物

购置挂面、小米、大米、红枣、面粉、红糖、鸡蛋、食用油、虾皮、黄花菜、木耳、花生米、芝麻、黑米、海带、核桃等食物。

购置洗涤用品

如肥皂、洗衣粉、洗洁精、去污粉等。

3 临产征兆有哪些

胎位固定

临产前，由于胎儿的头部已经下降到了骨盆里，胎位已经固定，随时准备降生了，所以，准妈妈就会觉得他安静了许多。这是正常现象，准妈妈不必担心。

不规则宫缩

为分娩做准备，子宫会频繁、不规则地收缩，宫缩常在夜间发作，白天好转，站立活动时多发，休息后好转。准妈妈常常会因此感到腰酸和腹胀，也有的会觉得肚子发硬。

见红

在分娩前24~48小时内，宫颈内口扩张会导致附近的胎膜与该处的子宫壁分离，毛细血管破裂，经阴道排出少量血液，这些血液与宫颈管内的黏液混合后排出，俗称见红，是分娩即将开始的比较可靠的征兆。

胎膜破裂

胎膜是环绕在胎儿周围充满液体的囊袋。由于胎儿位置下降，先露部把胎膜顶破，羊水流出，准妈妈会突然感到有水自阴道流出。在分娩的任何时候胎膜都有可能破裂，但因为胎儿的头部已经进入骨盆，阻碍了羊水的涌出，所以，准妈妈看见的一般是羊水一滴滴地流出来。一旦发生这种情况，准妈妈就要立即入院了。

阵痛

临近分娩，子宫会开始收缩，把胎儿往产道方向挤压，这样，准妈妈就会感觉到阵痛。如果准妈妈感觉到宫缩，可以先监测一下宫缩的间隔时间。如果没有规律或者有规律但间隔时间很长，那么离分娩还有一段时间，可以在家休息保存产力。根据到医院的距离及交通工具情况，决定动身的时间，等阵痛达到至少10分钟一次并越来越剧烈的时候再入院待产。在家休息时不用一直卧床，也可以下床走动。只要不做剧烈的和使用腹肌的运动就不会有什么问题。

4 要选择好医院

选择医院时应考虑的问题

怀孕时伴有异常或出现严重并发症的准妈妈最好选择综合性医院产科做检查或分娩。

根据家庭经济状况选择医院。

选择医院还需要考虑地理位置，怀孕后，孕妈妈每月甚至每周都要做产前检查，如果路途遥远，会成为孕妈妈的负担。

最好选择有助产资质的医院产科，无论是综合性医院还是妇幼保健医院。

妇幼保健医院

一般来说，妇幼保健医院在硬件和医生专业技术水平上，都比一般综合性医院更为专业、更为全面。医院的产科医师每天把握的就是"孕期——产期——出院"这一循环过程，技术实力相对较高，医护人员的操作更为熟练。

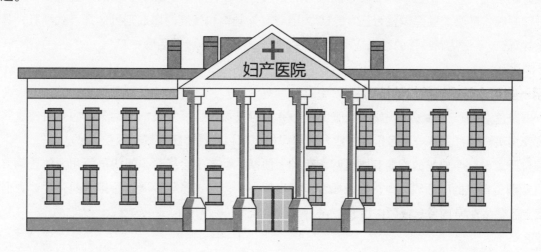

而且，妇幼保健医院的产科病房通常比综合性医院的产科病房多。由于是专业的产科医院，产妇们所得到的实际护理照料往往会更为细致、舒适。新生儿出生后，可以在妇幼保健医院接受按摩抚触，有条件的妇幼保健医院还为婴儿专门提供游泳服务。

综合性医院

现在很多大型综合性医院都设有产科门诊和病房，能为准妈妈做全面的孕期检查及分娩处理。科室设置齐全、综合技术水平高是综合性医院的最大优势，对于那些有妊娠合并症和并发症的准妈妈来说，在综合性医院进行保健和分娩可以提高母婴安全性。

5 学习分娩技巧

正式临产前1~2天阴道出现少量血性黏液自阴道流出，被称为见红。有些孕妈妈可能会发生胎膜破裂，羊水流出，此时孕妈妈应卧床，并立即去医院。对于即将分娩的妈妈，我们可以通过以下技巧来应对：

分散注意力

临产后由家人陪伴、助产士指导，分散注意力，一起聊一聊孕妈妈感兴趣的话题，并讲解分娩的过程，使孕妈妈掌握分娩知识，有效地缓解分娩过程中的不适，从而降低对宫缩的感受力。

调节呼吸的频率和节律

当运动或精神紧张时，呼吸频率就会加剧，主动调整呼吸的频率和节律，可缓解由于分娩所产生的压力，增强孕妈妈的自我控制意识。当转移注意力的方法不能帮助孕妈妈缓解分娩的不适时，可选择拉梅兹呼吸法进行呼吸，呼吸的频率调整为正常的1/2，随着宫缩频率和强度的增加则可选择浅式呼吸，其频率为正常呼吸的2倍，不适达到最强的程度选择喘吹式呼吸，即4次短浅呼吸后吹一口气。

适当采用一些可令孕妈妈放松的技巧

可以由家属或助产士触摸孕妈妈的紧张部位，并指导其放松，反复表扬鼓励孕妈妈并讲解进展情况，必要时可使用笑气镇痛。有一定音乐欣赏能力的孕妈妈也可以选择舒缓的音乐放松。

当宫口开全时，孕妈妈的疼痛有所缓解，有种大便感，助产士会指导孕妈妈屏气用力的正确方法，此时孕妈妈要调整自己的心理和体力，积极配合，正确用力，以加速产程进展，否则容易消耗体力而使产程延长，胎宝宝易发生宫内窒息或颅内出血。

运动休闲

1 放松、适度的活动

运动的时间

早上、晚上都可以，拿出20分钟就够了。

运动的过程

戴上耳机，调暗灯光，坐在舒适的椅子上或躺在床上，平静一会儿，脑子里什么都不想。孕晚期的孕妈妈可以用垫子支撑着腹部而侧卧。

伸展脚趾，感到牵拉力时，然后慢慢放松，再上下摇动几下。用力绷紧两膝和大腿肌，保持几秒钟，然后放松，让大腿向两侧摆动。

绷紧腹肌，给胎宝宝一个大的紧缩力，然后尽量放松，这样能让胎宝宝的活动空间加大。握拳，保持一段时间，然后再松开手指。

尽量向上提肩，保持一段时间后再放下，反复进行，使双肩得到放松。深呼吸，体会身体的感觉，这样可以让胎宝宝在越来越拥挤的空间里得到更多的氧气。

2 腹式呼吸让胎宝宝呼吸新鲜空气

胎宝宝现在个头很大了，腹中的空间对于他来说已经有些狭窄，此时，孕妈妈可以采用腹式呼吸法来给胎宝宝运送新鲜空气。

腹式呼吸法可以在任何地点进行，当准妈妈感到疲劳时，可坐在椅子上，挺直脊背进行深呼吸。姿势要正确，脊背挺直，紧贴椅背，双膝和地面成 90° 角，全身放松，双手放在腹上，想象胎宝宝目前正在一个宽广的空间，然后用鼻子吸气，直到腹部鼓起为止。吐气时稍微将嘴噘起，慢慢用力地将体内的空气全部吐出，吐气时要比吸气更为缓慢且用力。

疾病与用药

1 预防妊娠期泌尿系统感染

孕妈妈在怀孕期间很容易发生尿路感染，尿路感染时的高热可引起流产和早产，在妊娠早期还可引起胎儿神经管的发育障碍，使无脑儿的发生率增加。严重的尿路感染可使孕产妇发生中毒性休克。

妊娠期尿路感染的诊断

妊娠期尿路感染的诊断并不困难，治疗则具有特殊性。孕妈妈如突然发生尿急、尿频、尿痛、腰痛，伴有寒战、高热、尿蛋白细胞增多，则可以诊断为急性肾盂肾炎。如只有尿急、尿频、尿痛、尿中白细胞增多，则是膀胱炎。

如何治疗和调养

发生尿路感染后，孕妈妈要多饮水，使每日尿量达2000毫升以上，轮流侧卧以交替地促进输尿管引流。

如果选择药物治疗，既要考虑对尿路感染的有效控制，又要注意胎宝宝的安全。

很多抗生素能够透过胎盘影响胎宝宝，如磺胺药可导致溶血性贫血、致畸，在妊娠最后两周使用还可引起胎宝宝发生黄疸。

2 腹部瘙痒怎么办

孕期腹部瘙痒的原因有很多，如果孕妈妈妊娠明显，那说明是皮肤表面张力比较大，部分肌纤维断裂，局部血液运行动欠佳，才造成了瘙痒感，这时应该涂沫防止妊娠纹的药膏，同时要少站立，减少皮肤的张力，增加血液运行。而如果是妊娠期胆汁淤积综合征，也会引起皮肤瘙痒，而且不仅仅是腹部，全身都会瘙痒，这时就应该马上去医院治疗。

3 什么是前置胎盘

正常胎盘附着于子宫体部的后壁、前壁或侧壁。若胎盘附着于子宫下段，甚至胎盘下缘达到或覆盖于宫颈内口处，其位置低于胎儿先露部，称为前置胎盘。

前置胎盘是妊娠晚期出血的主要原因之一，是妊娠期的严重并发症。前置胎盘患者中85%～95%为经产妇，尤其是多产妇，其发生率可高达5%。

如果发现前置胎盘症状，应该马上去医院咨询，问题不大的，根据医嘱卧床休息；如果问题严重的话，就必须中止妊娠。

4 尚未入盆怎么办

进入孕10月了，一般在这个时候，胎宝宝已经沉入到骨盆中，为顺利出生做好准备了。可是有些孕妈妈在进行产检时会发现，胎宝宝并没有入盆，孕妈妈就会开始惴惴不安，害怕胎宝宝不能正常分娩。

其实，孕10月胎宝宝还没有入盆的情况并不少见，并不能说明胎宝宝就不能自然分娩，有些到临产前才入盆的，甚至到了临产时也未能入盆的，最后也能顺利娩出，所以孕妈妈不要惊慌。可以做一些促进入盆的运动。

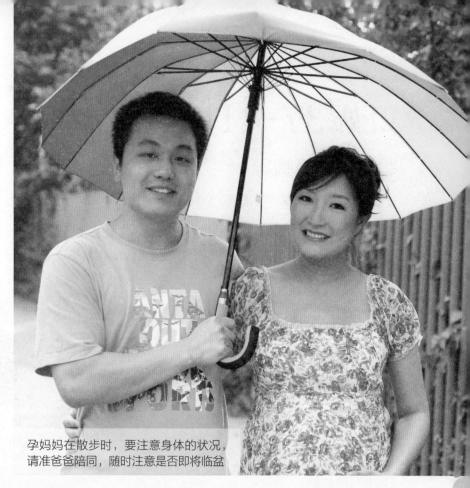

孕妈妈在散步时，要注意身体的状况，请准爸爸陪同，随时注意是否即将临盆

爬楼梯

到了孕10月胎宝宝还没有入盆的，医生会建议你去爬楼梯。爬楼梯可以锻炼大腿和臀部的肌肉群，帮助胎宝宝入盆，使第一产程尽快到来。

平时，孕妈妈可以爬单元楼内的楼梯，午后可以找一个小山包走一走。山上草木繁盛，14~16时正是草木释放氧气最强的时候，孕妈妈可以借爬山进行充氧。

如果觉得累，一定要及时休息。下楼或下山时要留心脚下，注意安全。当然，身边一定要有人陪伴。

散步

散步是孕晚期最适宜的运动方式，可以让你有机会呼吸到新鲜空气。在妊娠末期，散步还可以帮助胎宝宝下入骨盆，松弛骨盆韧带，做好分娩准备。散步的时候要边走动，边按摩，边和胎宝宝交谈，和他一起聆听小鸟欢唱、蟋蟀喧鸣。

散步的时间以每次30分钟左右为宜，可分为早晚两次安排，也可早中晚三次，每次20分钟。

散步的地点最好选择环境干净、清幽的地方，远离污染物，不要在公路边散步，汽车尾气会带给你过多的铅。

妊娠37~41周产前检查

健康教育及指导

1. 分娩相关知识（临产的症状、分娩方式指导、分娩镇痛）。
2. 新生儿免疫接种指导。
3. 产褥期指导。
4. 胎儿宫内情况的监护。
5. 妊娠大于等于41周，住院并引产。

常规保健

1. 询问胎动、宫缩、见红等。
2. 身体检查同妊娠30~32周产前检查；行宫颈检查及Bishop评分。

必查项目

1. 超声检查：评估胎儿大小、羊水量、胎盘成熟度、胎位和脐动脉收缩值和舒张末期流速之比等。
2. NST检查（每周1次）。

备查项目

无。

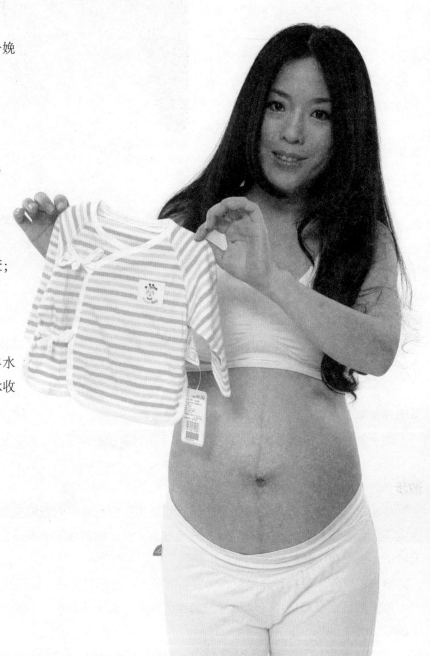

PART 12

0～28天

喂养要点

1 初乳最珍贵

新生儿所需的营养素不仅要维持身体的消耗与修补，更重要的是要供给身体生长发育之用。母乳是新生儿最科学、最合理的食品，母乳的作用和优点是任何代乳品都无法比拟的。母乳分初乳、过渡乳、成熟乳、晚乳，产后不同时期分泌的乳汁成分各异，对宝宝的生长发育有不同的影响，特别是初乳多含抗体和与免疫有关的锌。

	划分	营养特点
初乳	新生宝宝出生后7天以内所吃的较稠的呈淡黄色的早期乳汁。俗话说，"初乳滴滴赛珍珠"，可见初乳的珍贵。初乳量少，呈黄色，有些发黏	初乳的量少（10~40毫升），初乳少含脂肪和碳水化合物，多含蛋白质（主要是球蛋白）、维生素A和矿物质，并且含大量能提高宝宝免疫力和促进宝宝器官发育、成熟的活性物质，滴滴珍贵，不要轻易抛弃
过渡乳	7~14天的乳	脂肪含量最高，而有活性的物质、蛋白质、矿物质的含量逐渐减少
成熟乳	产后第3周到9个月分泌的乳汁	成熟乳的各种营养成分比较固定，其中蛋白质、脂肪、碳水化合物的比例约为1:3:6。这个时期要逐渐添加辅食
晚乳	产后10个月以上分泌的乳汁	乳汁的各种营养成分含量逐渐减低、分泌量也逐渐减少，已渐渐丧失其营养价值。这个时期要以添加辅食为主，以补充营养

2 母乳喂养，好处多多

母乳是新生宝宝最理想的天然食品

母乳中含有较多的脂肪酸和乳糖，钙、磷比例适宜，适合新宝宝消化和吸收，不易引起过敏反应、腹泻和便秘；母乳中含有利于宝宝脑细胞发育的牛磺酸，有利于促进新生宝宝智力发育。

母乳是新生宝宝最大的免疫抗体来源

母乳中含有多种可增加新生宝宝免疫抗病能力的物质，可使新生宝宝减少患病，预防各类感染。特别是初乳中含有多种预防、抗病的抗体和免疫细胞，这是任何代乳品所没有的。

母乳喂养可促进亲子间的感情建立与发展

在母乳喂养中，新妈妈对新生宝宝的照顾、抚摸、拥抱等身体的接触，都是对新生宝宝的良好刺激，不仅能够促进母子感情日益加深，而且能够使新生宝宝获得满足感和安全感，促进其心理和大脑的发育。

减少过敏反应

母乳中的乳蛋白不同于牛奶中的乳蛋白，对于过敏体质的新生宝宝，可以减少其因牛乳蛋白过敏所引起的腹泻、气喘、皮肤炎症等过敏反应。

母乳有助眠作用

母乳中含有镇静助眠的天然吗啡类物质，可以促进新生宝宝的睡眠。母乳中的一种生长因子能加速新生宝宝体内多种组织的新陈代谢和各器官的生长发育。

3 分娩后宜及早"开奶"

为了利于乳汁早分泌，应在分娩后半小时内就开始哺乳，让母亲的皮肤与新生儿的皮肤进行接触，并让宝宝吸吮乳头20分钟，以刺激乳头，促进催乳素的分泌。

新生儿出生后半小时内觅食反射最强，以后逐渐减弱，24小时后又开始恢复。分娩后早让母婴接触，早开奶的好处是：

1. 有利于母亲乳汁分泌，不仅能增加泌乳量，而且还可以促使乳腺管通畅，防止奶胀和乳腺炎的发生。

2. 新生儿也可通过吸吮和吞咽动作促进肠蠕动及胎便的排泄。

3. 新生儿的吸吮动作还可以反射性地刺激母亲的子宫收缩，有利于子宫复原，减少出血和产后感染的机会，有利于产妇的康复。

4. 早喂奶可使新生儿得到初乳中的大量免疫物质，以增强新生儿防御疾病的能力。

5. 早喂奶还有利于建立母子间的亲密关系，能尽快满足母婴双方的心理需求，使宝宝感受到母亲的温暖，减少宝宝来到人间的陌生感。

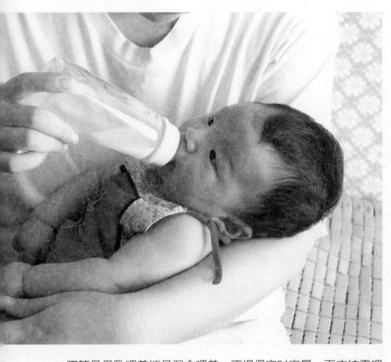

不管是母乳喂养还是混合喂养，不提倡定时定量，而应按需喂养，每天8次以上

4 按需哺乳

饿了就要吃，这是人的本能。现在主张的哺乳原则为按需哺乳，这与以前的定时喂奶观点不同。

宝宝出生后头几天要多吸吮母乳，以达到促进乳汁分泌的目的。每当宝宝因饥饿啼哭或母亲感到乳房胀满时就应该进行哺乳，哺乳间隔是由宝宝和母亲的感觉决定的，这就叫按需喂养。

新生儿是最不能忍受饥饿的，一饿就会哭，如果一个要按时喂奶的母亲因时间不到就不给宝宝喂奶，是不妥的。对于出生不久的新生儿来说也是不太合理的。

新生儿胃容积很小，仅30毫升左右。由于新生儿早期吸吮力弱，每次吸入的奶量很少，加之目前母亲多是初产妇，喂奶的姿势也不一定正确，往往弄得母婴都疲惫不堪，而宝宝却未能吃饱，常常由于疲劳，吃几口就睡着了。但睡不了多久，又因饥饿而啼哭。若因未到规定的间隔时间而耽误喂奶，长期如此会造成宝宝营养不良，影响宝宝生长发育。母亲分泌的乳汁由于未被宝宝吸空，久而久之便会使奶量分泌减少。

喂奶过于频繁，一方面会影响妈妈休息，造成奶水来不及充分分泌，进而造成宝宝每次都吃不饱，过不了多久就又要吃的恶性循环；另一方面频繁吸吮也会使妈妈的乳头负担过重，容易破裂，从而无法哺乳。

5 早产低体重宝宝喂养需注意的问题

低出生体重儿是指出生体重少于2500克的婴儿，包括早产儿和小于胎龄儿。母乳喂养对早产儿很重要，早产母乳中的蛋白质、脂肪、乳糖量、钠盐等含量更适合早产儿的需求。此外，母乳具有抗感染物质，含有任何配方奶所不具备的必需营养和免疫物质。

确保足够的喂养量和次数

胎龄及体重	每日喂养量	每日喂养次数	其他喂养建议
胎龄＞34周 体重＞2000克	35ml/k.d起始根据耐受情况每日以20~30ml/kg速度递增	24小时内喂8次，每3小时一次	鼓励直接哺乳
胎龄32~34周 体重1800~2000克	10~20ml/k.d起始，根据耐受情况以20ml/kg速度递增。母乳喂养量最终可达180ml、kg.d	24小时内喂12次；每2小时一次	鼓励母乳喂养，通常直接哺乳困难，早期需挤出母乳喂养。根据每日液体需要量，喂养不足的部分静脉补充
胎龄＜32周 体重1500~1800克	喂养量同上	喂养次数同上	早期需胃管给予挤出的母乳 逐渐视吞咽及全身情况逐渐改为经口喂养 出生早期应进行部分肠外营养

如果吸允不良，无法获得足够的奶量

1. 鼓励采用辅助喂养方法，如滴管、小勺、杯子或胃管等，喂挤出的母乳。

2. 在每次喂挤出的母乳喂养宝宝前，先尝试直接哺乳，这样有利于母亲产生更多的乳汁，还有利于母子感情结合。

3. 在出生后前几天，如喂养奶量不能达到推荐摄入量，需静脉液体补充。

6 六种催乳食物推荐

食物	催乳功效
莲藕	能够健脾益胃，润燥养阴，行血化淤，清热生乳。新妈妈多吃莲藕，能及早清除腹内积存的淤血，增进食欲，帮助消化，促使乳汁分泌，解决乳汁不足的难题
黄花菜	有利湿热、宽胸、下乳的功效。治产后乳汁不下，食用黄花菜炖瘦猪肉，极有功效
茭白	有解热毒、防烦渴、利二便和催乳功效。现在一般多用茭白、猪蹄、通草同煮食用，有较好的催乳作用
莴笋	有清热利尿、活血通乳的作用，尤其适合产后少尿及无乳的新妈妈食用，效果非常显著
豌豆	有利小便、生津液、通乳的功效，青豌豆煮熟淡食或用豌豆苗捣烂榨汁服用，皆可通乳
豆腐	对奶汁不足者，能补气血及增进奶汁分泌。以豆腐、红糖、酒酿加水煮服，可以生乳

护理要点

1 抱宝宝的方法

从床上抱起时

托住脖子和屁股，一只手伸到脖子下方，用全部手掌托住脖子，另一只手伸到屁股下面。

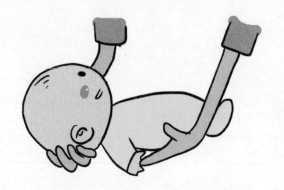

哄宝宝或让宝宝睡觉时

一只手托住脖子，另一只手托住屁股，竖着抱宝宝。跟宝宝对视着轻轻拍宝宝的屁股，轻轻向两侧晃动。

喂母乳时

摇篮抱法。这是授乳的基本姿势，将宝宝放在大腿上，用手肘的内侧托住宝宝头部，手托住宝宝臀部，让宝宝侧躺后搂在怀中。

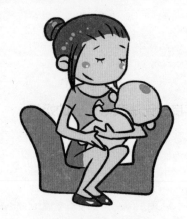

前坐式。适合于奶多的妈妈。用给宝宝含住的乳房一侧的胳膊垫住宝宝的屁股，用另一只胳膊托住宝宝的头部。

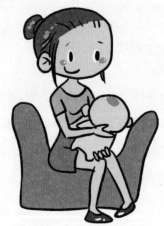

放下睡着的宝宝时

抱着孩子坐。为了不让宝宝醒来，抱着宝宝弯曲两膝，坐在地上。

整理。放下宝宝后为了不让宝宝的后背硌着，可抚摸着后背整理衣服。

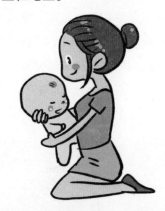

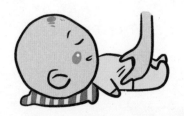

让宝宝躺下。身体前倾，屁股放在床上。

将宝宝递给对方时

一只手放在宝宝两腿间托住屁股，另一只手托住宝宝的脖子和肩膀。从宝宝的头开始慢慢放在对方手上。

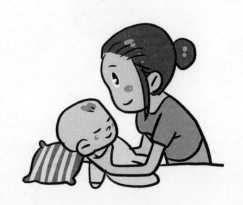

再将宝宝的头放在枕头上。

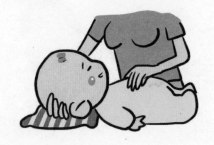

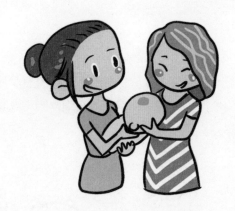

2 给新生儿洗澡

全身洗澡的方法

● 洗澡准备

　　测洗澡水的温度。在浴盆中准备洗澡水，洗脸盆里准备最后冲洗的水，用手肘测水温。

　　抱起宝宝。给宝宝脱完衣服就放在水中会吓到宝宝，所以要围着毛巾，一手托着宝宝的脖子，肘部夹住宝宝屁股，另一只手给宝宝洗澡。

　　堵住耳朵。耳朵里进水会导致中耳炎。用托着脖子的手的拇指和中指分别在两耳后方将耳郭压向前方，盖住外耳道，阻止耳朵里进水。

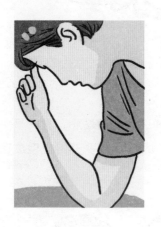 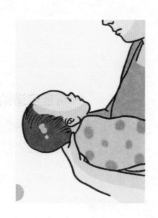 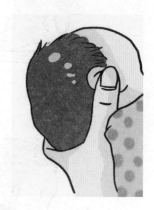

● 擦脸、洗头发

　　擦脸。以眼睛、鼻子、嘴巴、耳朵的顺序擦脸。在闭眼的状态从里往外擦眼屎。

　　洗头发。弄湿头发，用手弄出泡泡后，从前往后地抚摸着洗头发。用手指温柔地按摩头皮。耳朵只擦外耳道部分。

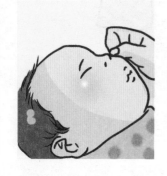 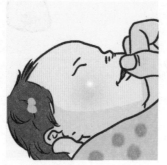 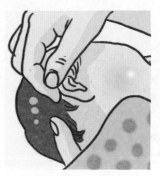 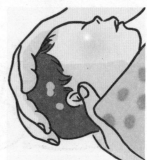

● 全身洗澡

　　放入浴盆。拿下围着孩子的毛巾后从脚慢慢地放入水中，让宝宝坐在一边。

　　洗澡。若是右撇子就用左胳膊，若是左撇子就用右胳膊托着孩子的后背和脖子。按脖子、腋下、肚子、胳膊、手、腿、后背的顺序来洗。

● 冲洗擦干

　　冲洗。洗完澡后，小心地把冲洗水倒在宝宝的肚子上冲洗。最后全身浸在干净的水里10秒钟左右再拿出来。

　　擦干。把宝宝放在毛巾上，用毛巾围住全身，轻拍擦干。胳膊和腿要按摩着擦洗，手指一个个张开着擦。

洗澡的注意事项

● 每周2~3次最好，洗澡的时间以10分钟为好，最好在上午10点至下午2点之间进行，新生儿出生后1周还有肚脐感染的危险，所以只做部分洗澡，脐带全部掉后再洗全身。

● 宝宝洗澡时，室温宜为24℃~26℃。洗澡水温度控制在38℃~40℃，以妈妈的肘部浸在水里感到暖和为宜。

● 准备好洗澡水和洗浴用品，不要让新生儿的体温降低。

● 消毒肚脐的准备，纱布、毛巾等要放在够得到的地方。洗完澡后换的衣服以上衣、尿布兜、尿布的顺序叠放。

● 不要用香皂洗脸，最好用清水。

● 洗完澡穿好衣服，要开始做肚脐护理了。消毒结束后，要露出肚脐待其晾干。

● 洗完澡后可哺乳。

3 喂奶的正确姿势

在喂奶的过程中，妈妈要保持放松和舒适的状态。

　　妈妈用手臂托着宝宝的头，使他的脸和胸脯靠近妈妈，下颌紧贴妈妈的乳房。

　　妈妈用手掌托起乳房，用乳头刺激宝宝的口唇，待宝宝张嘴，就将乳头和乳晕一起送入宝宝嘴里。

　　妈妈应用手指握住乳房的上下方，托起整个乳房，以便于宝宝吸吮，并防止堵住宝宝的鼻子。

4 妈妈要知道的奶具消毒步骤

宝宝的抵抗力较弱，容易受到细菌的感染而引起疾病，所以，在每一次人工喂养后都要认真地对奶具进行消毒。比较常见和容易操作的消毒方法是用开水蒸煮。消毒步骤为：喂奶后，将奶瓶和奶嘴洗净，放入盛有适量水的消毒锅中蒸煮，奶瓶需要10分钟，奶嘴需要3分钟。蒸煮后，用专用器具夹将奶瓶、奶嘴等放在专用的干燥架上，再次使用时拿取即可。

增长宝宝智慧的能力训练

1 运动训练

宝宝的能力特点：宝宝一出生就有一定的运动能力，比如打哈欠、凝视、笑、吸吮自己的拳头、蹬腿、挥手、晃胳膊、扭头等，这些都是宝宝天生的本领，更是培养动作与运动能力的最佳基础。因此，应该从宝宝出生起就加以培训和锻炼。

训练要点：在第一个月里，妈妈可以教宝宝做一些被动操，比如抬头、抓握与肢体训练等，这些训练对新生宝宝的成长发育都非常有利。

注意事项：平时不宜将宝宝捆绑得太紧，满月后衣服也要宽松、柔软、舒适，让宝宝的身体自由伸展。捆绑得太紧不仅会压迫肌肉，限制四肢的活动能力，还会影响身体发育，所以要尽可能地使宝宝的身体舒服些。

2 视力训练

宝宝的能力特点：新生宝宝已经有了视觉能力，对光线的刺激十分敏感，但是，他的视觉能力还是很微弱的，只能看到20厘米左右距离的物体，眼睛可以跟踪运动的物体，也可向声源方向移动目光。

训练要点：选择一些颜色鲜艳的吊挂玩具，悬挂在距离宝宝眼睛20～40厘米处。如果玩具较大，比如彩色气球、较大毛绒玩具等，随月龄增加，可适当拉开距离。

注意事项：要发展宝宝的视觉能力，必须将物体放在距离宝宝眼睛约20厘米的距离。这种状态会一直持续到3～4个月才会改变。

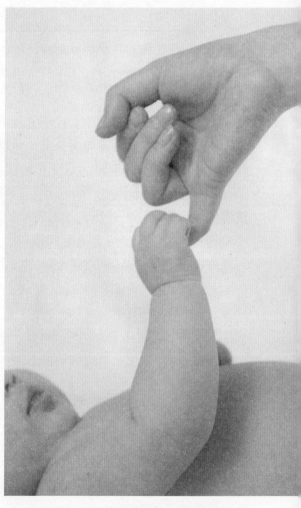

及时锻炼宝宝的手部抓握能力，将妈妈的大拇指放在宝宝的掌心里，宝宝会自动抓紧

3 听力训练

宝宝的能力特点：新生宝宝出生后会发出响亮的哭声，自己也能清楚地听到。而且宝宝的听力比较强，喜欢妈妈柔和的声音。如果周围的声音比较嘈杂，宝宝会表现出烦躁不安，对有节奏的声音更加敏感。妈妈还可准备一些可以捏响的玩具逗引宝宝，宝宝的听力和记忆力也很好，他能记住自己听到的一些声音。

训练要点：在孕期进行胎教的妈妈会发现，当宝宝出生后重新给宝宝讲以前讲过的故事，宝宝就会表现出注意力集中的样子，似乎已经很熟悉了。连续几天给他读喜欢的故事，然后等过1～2天再重复读这个故事时，看他是否能够识别出来。此外，给宝宝唱歌、听音乐、在他耳边摇铃或者拍几下手掌，都是训练宝宝听力的简单方式。

4 语言训练

宝宝的能力特点：一个月之内的新生宝宝，已经能区别人的语言声和非语言声，以及不同的语音。如果妈妈和他说话，他也能注视妈妈的脸，并会表现出反射性的微笑，有时还会发出"咿咿啊啊"的语音，这就是宝宝最初的语言。

训练要点：爸爸妈妈要为宝宝营造一个温暖亲切的环境，让他多听别人讲话，而且要多和宝宝说话，提高宝宝对语音的兴趣。在宝宝哭闹时，要把他抱起来贴近胸口处，让他听一听妈妈的心跳声。妈妈平时要用温柔的语调跟宝宝说话，对他微笑，轻轻哼唱一些摇篮曲或优美的歌曲，用玩具逗逗他，吸引他注视妈妈的脸，启发他模仿语音。

多跟宝宝对话，在宝宝2～3周时，就会发出"哦哦"的声音来回应妈妈的问话，你问得越多，宝宝的语言反应就越多。坚持每天都与宝宝讲话，在换尿布、喂奶、洗澡、洗脸时都可以跟宝宝讲话。与宝宝讲话时应注视宝宝的眼睛，语音尽量轻柔，表情要有所变化，不要过于呆板。

5 情绪训练

宝宝的能力特点：宝宝高兴的时候就会满面笑容，悲伤、难过的时候会放声大哭，发怒的时候脸色会很不好看。因此宝宝的表情和情绪一定要认真对待，从小培养宝宝性格情感都健全。

训练要点：想办法让宝宝感觉到愉快、舒适、有安全感，增加宝宝对周围事物的兴趣和对刺激的接受能力。在宝宝吃完奶后，把他抱起来，用温柔舒缓的语调对他说话，鼓励他跟你进行情感交流。

亲亲游戏家园

◀ 扭扭操

参与人数：2人

发展能力：有助于全身运动，训练宝宝的肢体力量和协调性。

这样玩：

1 让宝宝平躺，握住宝宝的双脚。

2 将左脚抬起，交叠于右脚上（注意此时宝宝的腰部应该微微扭转）。

3 恢复平躺，如此左右各重复10次。

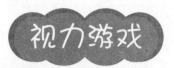

视力游戏

◀ 看床边的挂饰

参与人数：2人

发展能力：能够刺激宝宝的视觉，培养宝宝的注意力。

这样玩：

1 让宝宝仰卧，然后在距离宝宝脸部30厘米的上方挂上床边挂饰。通过颜色鲜明的黑白床边挂饰吸引宝宝的视线。

2 刚开始宝宝的注意力只能集中5秒左右，但慢慢地会延长。只要宝宝喜欢这种游戏，就可以重复3~4次，并仔细观察宝宝的表情和行为。

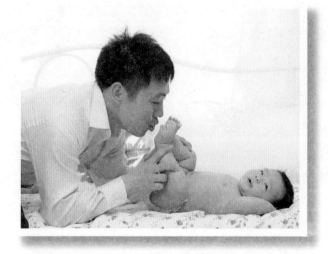

温馨小贴士　挂饰的位置一定要不定期变化，以免因为宝宝长期盯视同一位置而造成对眼或斜视。对比明显的颜色可以刺激宝宝的视觉，宝宝3个月以前，比较适合看黑白床边挂饰。能够分辨颜色后，可换成彩色床边挂饰。

听力游戏

听小铃铛的声音

参与人数：2人

发展能力：有助于全身运动，以及视觉和听觉的发育。

这样玩：

1 用小铃铛的声音吸引宝宝的视线，然后在不同的方向摇晃小铃铛。

2 如果宝宝向声音传来的方向转头，就应该给予鼓励。

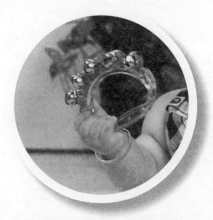

如果有大一点的哥哥或姐姐，拿着小铃铛摇摆，宝宝对声音会更感兴趣呢

温馨小贴士　铃铛声音不宜过响，可选用毛绒玩具类铃铛。

音律游戏

宝宝听音乐

参与人数：2人

发展能力：促进宝宝的情感发育。

这样玩：

1 每天给宝宝听两三首古典音乐或节奏明快的童谣，可在早上起床或喝奶睡觉前放给宝宝听。

2 抱起宝宝，妈妈可以随着节奏摇动自己的身体，持续5~10分钟。此时，宝宝还不能控制颈部，因此不能摇晃宝宝，必须用手托住宝宝的头部。

温馨小贴士　音乐的音量不要太大，要让宝宝能够享受音乐带来的美妙乐趣。

0~28天宝宝总结

检查日期： _____ 年____ 月____ 日
体重 ____ 千克　　**身长** ____ 厘米

回忆一下宝宝出生时的情景吧！新生命的诞生对爸爸妈妈意味着什么？当看到宝宝的第一眼时，想到了什么？请将当时的情景记录下来，作为对宝宝诞生的纪念和永远难忘的回忆吧！

您的宝宝是母乳喂养吗？　　　　　□ 是　　　　□ 否（为什么？）

母乳是母亲专为自己宝宝生产的天然食品。

母乳中含有6个月内婴儿需要的全部营养。

新生儿可从母乳中获得抵抗感染的抗体。

母乳喂养有助于增进母子感情和母亲产后的恢复。

妈妈在母乳喂养的过程中遇到了什么问题，请记录下来。

您的宝宝每天大便几次？ _____ 次

母乳喂养的宝宝，大便呈糊状，排便次数个体差异较大，每天排便几次或几天排便一次，只要产后6个月以内每月体重增加600克左右，均属正常。

您的宝宝皮肤发黄吗?　　□ 是（出生第_____天出现，第_____天消退）　　□ 否

如果宝宝皮肤黄疸在生后第1、第2天就出现，且黄疸明显或进展迅速，手足心也出现黄疸，或黄疸生后14天仍不消退，请立即与医生联系。

您的宝宝脐带脱落了吗?　　□ 是（脱落日期：_____）□ 否

您开始给宝宝补充维生素D了吗?　　□ 是（制剂名称：_____每日剂量：____）□ 否

在医生指导下按时补充维生素D和钙剂能预防佝偻病；坚持母乳喂养、满月后每天坚持到外面晒太阳，也是预防佝偻病的有效方法。

新生儿护理常识

1. 冬季居室的温度应保持在24℃左右，应每天通风换气。

2. 衣服用柔软的面料制作，式样宽松。

3. 尿布勤换、勤洗、勤晒。

4. 皮肤保持清洁干燥。脐带脱落前，洗澡不要弄湿，如有少许分泌物或少许渗血时，可用75%的酒精擦拭根部，平时保持局部干燥。

5. 尽量减少亲友探望。

请您注意: 宝宝满1个月时，要注射第2针乙肝疫苗。

宝宝初来乍到，给家里带来了很多欢声笑语，记录下最有意思的事情吧!

1个月宝宝生长发育指标

项 目	男宝宝（均值）	女宝宝（均值）
体重（千克）	4.5	4.2
身高（厘米）	54.7	53.7
头围（厘米）	37.3	36.5
胸围（厘米）	37.9	36.5
坐高（厘米）	33	

PART **13**

1~6个月

喂养要点

1 母乳喂养很重要

宝宝满月后就进入了快速生长的阶段，对各种营养的需求也随之增加。母乳仍然是宝宝的最佳食品。

一般来说，母乳是能满足宝宝的营养需求的。但妈妈也可能会由于心理、生理等因素而出现母乳不足的情况，这时不应轻易断掉母乳，改喂配方奶。妈妈只要保持心情愉快，有坚持母乳喂养的决心，多吃些能促进乳汁分泌的食物，就能使乳汁更充足。

2 一吃就拉怎么办

人们都说，小孩是直肠子，一吃就拉。这个阶段的宝宝就会出现这种情况。刚给宝宝换上尿布，抱起来吃奶，没吃几口，就听到拉屎的声音。这时不要急于换尿布，否则会打断宝宝吃奶，导致吃奶不成顿，还容易加重溢奶，增加护理的负担。所以，妈妈应该任其去拉，等到宝宝吃完奶打嗝后再换尿布。

需要注意的是，不马上更换尿布，宝宝容易发生尿布疹，可以在给宝宝洗净臀部后，涂抹一些鞣酸软膏，防止红臀。

3 妈妈乳汁不足，怎么增奶

心理调整

妈妈要相信自己有能力喂哺宝宝，有这种信心才能坚持母乳喂养。妈妈要多放松自己，保证充足的休息，以促进乳汁的分泌。

多多喂哺

将宝宝放在妈妈身边，一旦需要就给宝宝喂奶，夜间间隔可以稍微长一点。另外，还要适当延长每侧乳房的喂奶时间。

多和宝宝接触

妈妈应该多与宝宝接触，宝宝的皮肤、动作、表情和气味等都能促进催乳素的分泌。

食物催乳

妈妈要保证水的摄入，多喝汤、开水。妈妈还要保持膳食结构合理，保证营养。民间有许多催乳的食疗方，如鲜鲫鱼汤、猪蹄炖花生米、酒酿蛋花汤等，妈妈可以多食。

药物催乳

可以在医生的指导下服用一些能促进泌乳的中成药和西药。

4 对没有兴趣吃奶的宝宝要缩短喂奶时间

有的宝宝吃得很少，给奶就漫不经心地吃一会儿，不给奶吃，也不哭闹，没有吃奶的愿望。对这样的宝宝，妈妈就要缩短喂奶的时间，一旦宝宝把乳头吐出来，把头转过去，就不要再给宝宝吃了，过2~3个小时再给宝宝喂哺。这样就能保证宝宝每天摄入的总奶量，满足宝宝每天的营养需要。

5 人工喂养的注意事项

宝宝在满月后，就可以吃全奶了，不再需要稀释。每次的吃奶量也开始增加，可以从每次50毫升增加到80~120毫升。具体到每个宝宝，到底应该吃多少，不能完全照本宣科，如果完全按照书本上的推荐量，有的宝宝会吃不饱，而有的宝宝会因吃得过多而引起积食。所以，最好根据宝宝的需要来决定喂奶量，妈妈完全可以凭借对宝宝的细心观察摸索出适合自己宝宝的喂奶量。

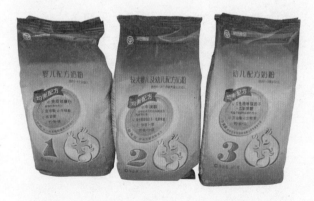

配方奶粉一般分婴儿配方奶粉、较大婴儿及幼儿配方奶粉、幼儿配方奶粉等，要仔细阅读说明书，严格按照说明来喂养

6 第4个月可能会出现母乳喂养不足

怎样判断母乳不足

如果宝宝的每日体重增加低于15克或一周体重增加低于120克，就表明母乳不足了。如果宝宝开始出现闹觉，体重低于正常同龄儿，就应该及时添加配方奶。

母乳不足怎么办

母乳不足可给宝宝添加配方奶，但很多时候宝宝会排斥，可以先用小勺喂，小勺喂也不行的话，就给宝宝添加点米汤、菜汁、果汁等，但这时添加米粉可能会消化不好。如果母乳不是很少，就要坚持到4个月以后，宝宝可能会突然很爱吃配方奶了。

7 怎样判断宝宝可以添加辅食了

宝宝消化器官和肠功能成熟到一定程度

宝宝出生后的前4个月不能消化母乳及奶粉以外的食物，肠功能尚未成熟，加辅食容易引起过敏反应。如果出现反复多次的食物过敏，则有可能引起消化器官和肠功能萎缩，造成宝宝对食物的拒绝。所以，最好在宝宝消化器官和肠功能成熟到一定程度后再开始添加辅食。

宝宝开始对食物有兴趣

随着消化酶的活跃，4个月的宝宝消化功能逐渐增强，唾液的分泌量会不断增加。这个时期的宝宝会突然对食物感兴趣，看到大人吃东西时，自己也会张嘴或朝着食物倾上身，这时就应准备添加辅食了。

宝宝的伸舌反射消失时

　　每个新生儿都有用舌头推掉放进嘴里的除液体以外的食物的反射习惯，这是一种防止造成呼吸困难的保护性动作。推舌反射一般消失于脖子能挺起的4个月前后，把勺子放进宝宝口中，若宝宝没有用舌推掉，就可以开始尝试添加辅食了。

宝宝能挺直头和脖子时

　　最初的辅食一般是流质的，不能躺着喂，否则有堵住宝宝气道的危险。所以，应在宝宝可以挺起头和脖子时再开始添加辅食。

8 添加辅食的原则

　　添加辅食应循序渐进，不可操之过急，要从最容易被婴儿吸收和接受的辅食开始，一种一种添加，添加一种后要观察几天，如果出现不良反应就要暂时停止，过几天再试。添加辅食还要从少到多，从稀到稠，从软到硬，从细到粗，让宝宝慢慢适应。

　　如果宝宝拒绝吃某种食品，也不要勉强，可过几天再试，但不要失去信心。另外，在炎热的夏季和宝宝身体不好的情况下，不要添加辅食，以免宝宝产生不适。

9 饿着宝宝并不是添加辅食的好方法

　　妈妈哺乳5个多月了，乳汁已经不能满足宝宝的需要，宝宝应该多吃点辅食，但是有的宝宝就是不爱吃，怎么办？有的妈妈用饿着宝宝的方法来让宝宝在饥饿难耐中选择辅食。实际上，妈妈这样做是不对的，这会影响宝宝对辅食的兴趣，还会影响宝宝的生长发育，使宝宝容易变得烦躁。

10 注意更换辅食的种类

　　如果总是吃一种辅食，宝宝会厌烦，会有把喂到嘴中的辅食吐出来，或用舌头将饭顶出来，用小手打翻饭勺，把头扭到一边等表现。妈妈要尊重宝宝的感受，不要强迫宝宝。下一次可以更换另一种辅食，如果宝宝喜欢吃了，就说明宝宝暂时不喜欢吃前面那种辅食，一定要先停一个星期，再尝试喂。这样能帮助宝宝顺利过渡到正常的饭食。

11 宝宝的辅食不要只有米和面

　　开始添加辅食后，如果对米面类的辅食不加限制，宝宝会很快变胖，宝宝每天的体重增长超过20克，或10天的体重增长超过200克，就要考虑是否是辅食品种的选择有问题。如果宝宝喜欢吃辅食，最好多添加肉、蛋、果汁，不要只吃米和面。

宝宝可以添加的辅食

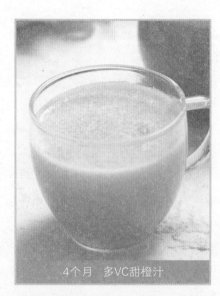

4个月 西瓜汁

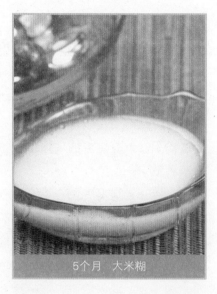

4个月 多VC甜橙汁

5个月 大米糊

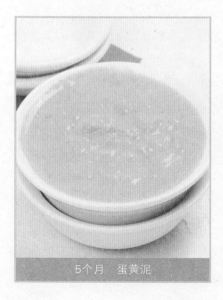

5个月 蛋黄泥

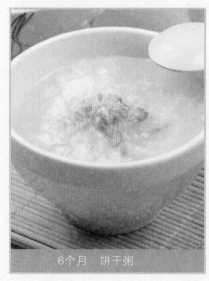

6个月 饼干粥

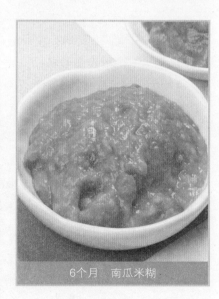

6个月 南瓜米糊

1～6月

215

护理要点

1 2个月以下的宝宝感冒如何识别和处理

1~2个月的小宝宝感冒有两种情况：一是由感染所致。这时宝宝精神差，情绪不佳，体温升高，不爱吃奶。二是宝宝的生理结构和过敏引起鼻塞，呼吸困难。

在后一种情况下，宝宝仅仅表现出鼻塞和打喷嚏，但吃奶正常，精神较好，也不发烧。当冷空气刺激鼻黏膜时，由于过敏可引起鼻腔黏膜肿胀，其表现多为鼻子不通气，鼻腔分泌物增多，可流涕也可鼻塞。这时必然引起呼吸困难，宝宝吃奶不好，吃几口停下来喘气；有的宝宝脾气暴躁，吃奶不痛快就干脆大哭大叫。此时，较好的办法是：

1. 用热毛巾敷敷鼻根部。

2. 增加室内湿度，比如在暖气上搭条湿毛巾或用加湿器。

3. 给宝宝洗澡时，在鼻腔内滴一滴水，待鼻痂湿润后用布条捻出来。

4. 感冒时，宝宝吸吮母乳较困难，也可将母乳挤出后用滴管或小勺喂，以免因呼吸困难影响进食量。家人感冒时要少接触宝宝，以免传染给他。

5. 母亲感冒时可继续母乳喂养，但喂奶时应戴口罩，接触宝宝前应先洗手。

2 宝宝需要户外锻炼

宝宝出生后1个月就可以在日光下和新鲜的空气中活动，这对提高宝宝身体对外界环境突然变化的抵抗力，增强体质，对各个脏器的生理功能有着重要的意义。

- 太阳光照射在人身上，刺激肾上腺的分泌增加，日光中紫外线具有强力的杀菌特性，能提高机体的免疫力。

- 促进身体吸收食物中的钙和磷，使身体产生维生素D，促进骨骼的发育，有预防和治疗佝偻病的作用。

- 紫外线还可以加快血液循环，刺激骨髓制造红细胞，防止宝宝贫血。不要让阳光直接照射宝宝的头部和眼睛。

户外锻炼应注意：

- 晒太阳可以选择避风的地方，头上要戴帽子，以免阳光直接照射头部。

- 开始时每次5~10分钟，随着宝宝的长大而延长照射时间。

- 不要隔着玻璃，因为紫外线会被玻璃吸收而没有效果。

- 宝宝晒太阳后，如果出汗多，一定要用干软的毛巾将汗擦干，还要给宝宝补充些水分，如温水、果汁等。

- 如果宝宝身体不适或有病，可暂停户外锻炼。

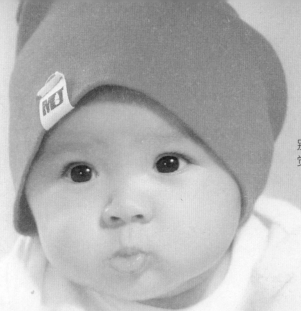

别忽略了宝宝的哭，如果对住的地方感觉不舒服，宝宝会用哭来表示抗议

3 为宝宝创造良好的居住环境

朝向

新生儿的房间最好选朝南的，这种房间阳光充足。当新生儿太小不能抱到室外晒太阳时，在朝南的房间中打开玻璃窗，让阳光照射进来就可以了。日照好的房间比较暖和，容易达到新生儿居室的温度要求。

室温

保持室温在20℃~24℃之间。在这样的温度条件下，宝宝不会因寒冷而过多耗能，也不会因室温过高导致脱水热，造成宝宝体温居高不下，出现惊厥等。为维持室温，夏季应注意房间通风，但不要让穿堂风直吹宝宝。室温过高时，可用电扇吹墙壁、湿布拖地、开空调等方法来调节。夏季室外温度高达37℃~38℃甚至更高时，爸爸妈妈可以开空调把室温控制在28℃~30℃。用空调不要24小时连续开机，一般在白天可以间断开几次，夜晚开窗通风即可。

光照

室内的光线最好能调节，当宝宝睡眠时，光线应适当地调暗一些。对新生儿来说，过大的声音对他来说无异于恶性刺激。

安静

如果周围环境嘈杂，隔壁人家在搞装修，都不适合坐月子。爸爸妈妈应在宝宝出生前就对这一点有所了解。

安全

现在很多家庭小两口奋斗几年才有了自己的家，千方百计地把它装修得富有现代气息，但别忘了新家中很多地方会造成环境污染，起码一年半载后，新居中没味了，对宝宝才可谓安全。家中有人吸烟，烟雾中的各种有毒元素对新生儿都会造成伤害。新生儿居室中还不宜铺地毯。地毯内藏的灰尘和螨虫，不但会致病，还会致敏，成为宝宝哮喘的根源。

4 宝宝湿疹怎么调养

宝宝湿疹多与遗传和外界诱因有关。如果父母中的一方属过敏体质，宝宝有50%为过敏体质的可能性。宝宝湿疹往往还和喂养有关，常见的是人工喂养的宝宝患湿疹较多。

湿疹开始多在面颊部出现小红疹，很快波及额、颈、胸部。小红疹可变多为小水泡，破溃后流水，之后可结成黄色痂皮。反反复复，时轻时重，急性发作时瘙痒难忍，宝宝常烦躁哭闹。对患湿疹的宝宝应格外注意护理和喂养。

- 要想避免宝宝湿疹，最好的办法就是宝宝一出生就选择纯母乳喂养，哪怕母乳尚未下来也不要采用配方奶粉替代。如怀疑牛奶过敏可改喂豆奶，或将牛奶多煮几次后再给宝宝食用，这样可减轻过敏。喂养宝宝还应避免过高营养，以免诱发湿疹。
- 对过敏体质的宝宝，添加蛋黄、鱼虾类食物最好在7个月后。
- 避免使用碱性强的肥皂，可用温清水洗脸、洗澡。
- 宝宝的内衣应选择纯棉制品，避免化纤、羊毛制品的刺激。衣服不可穿得过多，过热、出汗都会引起湿疹加重。
- 宝宝湿疹易复发，因此要在医生指导下用药。用药原则应选择浓度低、疗效高、副作用小的药物，激素类和非激素类药应交替使用，比如丙酸倍氯美松和维生素B_6等交替使用。
- 勤给宝宝剪指甲，避免宝宝抓挠患处，防止继发感染。不要采用给宝宝戴手套的方法。限制宝宝双手的运动是不明智的。

5 各月龄段意外事故及预防

月龄	多发事故	预防措施
新生儿	窒息	不要喂着奶陪睡；睡着时新生儿头部须侧向一边；冬季勿盖过于厚重的被子
	低温烫伤	不要用电热毯或热水袋
	坠落伤	抱紧，爸爸妈妈穿稳定性好、防滑的鞋
1~6个月	窒息	口袋或绳带有可能缠绕头及颈部
	烫伤	注意煤气灶、电暖器和热水瓶
	坠落伤、撞伤	床的护栏至少高于宝宝胸部，不要有可以踩的横档
	误服、中毒	宝宝旁边不放危险物或小东西
	宠物咬伤	家中不要养宠物
7~12个月	跌落伤	不要抱着宝宝在窗台或阳台上玩
	烫伤	注意热锅、电暖器和热水瓶，洗澡先放冷水再放热水
	误服、中毒	危险物应放在宝宝够不到的地方

6 宝宝的四季护理要点

季节	护理要点
春季	1. 春季气温不稳定，要随时调整室内温度，尽量保持室温恒定 2. 春季北方风沙大，扬尘天气不要开窗，以免沙尘进入室内，刺激新生儿的呼吸系统，引起过敏、气管痉挛等病症 3. 春季空气湿度小，室内要开加湿器，保持适宜湿度 4. 春季是带宝宝进行户外活动的好季节。天气好的时候可以带宝宝去郊游，但要注意安全 5. 对于过敏体质的宝宝来说，春季可能会出现咳嗽、哮喘的症状，有的宝宝还会在手足等处长出红色的小丘疹，这就是春季出现的湿疹。有明显的瘙痒感，但一般不需要特殊处理
夏季	1. 母乳是新生儿夏季最好的食品。如果是人工喂养的话，一定要注意卫生和安全，不要吃剩奶 2. 及时补充水分，人工喂养的新生儿更要注意 3. 注意新生儿的皮肤护理 4. 保持适宜的温度，补充充足的水分，预防新生儿脱水热 5. 新生儿出汗后要用温水洗澡；皮肤褶皱处可用鞣酸软膏涂抹；注意喂养卫生，新生儿腹部不要着凉，防止腹泻 6. 夏季蚊蝇较多，细菌容易繁殖，食用熟食一定要加倍小心。放在冰箱里的熟食，要经过高温加热后才能给宝宝吃 7. 夏季阳光中紫外线指数大，应注意避光防晒。尤其要注意对宝宝眼睛的保护
秋季	1. 秋季是新生儿最不易患病的季节，唯一易患的疾病是秋季腹泻，要注意预防 2. 秋季出生的新生儿，因为很快进入冬季，把新生儿抱出室外接受阳光浴的时间减少，因此秋季就要及时补充维生素D，出生后半个月即开始补充 3. 由于宝宝的体温调节中枢和血液循环系统发育尚不完善，不能及时调节体内和外界的急剧变化，所以很容易出现发热、咳嗽、流涕等感冒症状。妈妈不要过早给宝宝加衣服，每天要根据天气变化给宝宝增减衣服 4. 当宝宝出汗时，不要马上脱掉衣服，应该先给宝宝擦干汗水，再脱掉一件衣服 5. 选用宝宝专用的护肤品。购买时应选择不含香料、酒精、无刺激的润肤霜
冬季	1. 冬季气候寒冷，但室内有很好的取暖设备，反而不易造成新生儿寒冷损伤。但室内空气质量差，湿度小，室温过热，容易造成新生儿喂养局部环境不良 2. 南方冬季气候温和，但阳光少，室内缺乏阳光照射，有阴冷的感觉。南方建筑多不安装取暖设备，大多数家庭使用空调取暖。空调取暖会造成局部环境空气干燥，空气不流通，空气质量差。要尽量做到每当太阳出来，就抱新生儿晒晒太阳 3. 准备一台电暖器，如果空调故障，可及时替代；还应备一只暖水袋，如果停电，以备急需，但要避免烫伤新生儿 4. 冬天是呼吸道感染等各种疾病的多发时期，而母乳中含有的抗体能帮助婴儿减少生病的可能。有条件的妈妈，一定要坚持给宝宝哺喂母乳

增长宝宝智慧的能力训练

1 运动训练

宝宝的能力特点： 快半岁的宝宝已经能够熟练地翻身，并且能稳稳当当地坐上一小会儿。前臂可以伸直，手可以撑起，胸及上腹可以离开床面。

训练要点： 让宝宝练习翻身，锻炼背部、腹部、四肢肌肉的力量。先从仰卧翻到侧卧，逐渐再锻炼从侧卧翻到俯卧，最后从俯卧翻成仰卧。宝宝平躺的时候，总是翘起头来，拽着爸爸妈妈的手就想要坐起来，这是宝宝要学坐的信号，爸爸妈妈要为宝宝创造锻炼的机会，通过一些小游戏，帮助宝宝学习坐起来。

2 精细动作能力训练

宝宝的能力特点： 快半岁的宝宝手部的抓握能力已经相当强，不但可以牢牢地抓住东西，而且还会自己伸手去拿。

训练要点： 加强精细动作的训练，遵循宝宝自身发育的规律，恰当地训练宝宝拿捏一些小东西，提高宝宝手部的灵活性。

3 语言能力训练

宝宝的能力特点： 快半岁的宝宝已经有记忆力了，在语音表达上，已经有了明显的进步，有人叫他的名字，他会转头寻找呼唤他的人。愉快时会发出"嗯""啊"等声音，不愉快时会发出喊叫，但是不会哭，哭的时候会发出"妈"的全音。还能用声音表示拒绝，高兴时会发出尖叫。

训练要点： 爸爸妈妈应根据宝宝这个时期的语音特点来进行发音、说话等语言训练，要注意使用短句，发音的时候要清晰，让宝宝看清楚你的口型。可以重复音节，轻微地变化声音，让宝宝模仿发音。在宝宝发音时予以应答和鼓励，注意训练宝宝语言与实物相结合的能力。比如用语言引导"灯"时，妈妈要用手指着灯，让宝宝对实物进行认知，使宝宝建立语音与实际意义的联系。唱相同的歌或摇篮曲，逗宝宝开心的同时，帮助他学习。还可以给宝宝讲故事，父母要自问自答，让宝宝去听，要讲得绘声绘色。

4 知觉能力训练

宝宝的能力特点： 快半岁的宝宝能觉察正在玩的玩具被别人拿走，并会以哭表示反抗，反抗强烈，这是认知智力上的一大进步。听到好听或愉快的音乐，宝宝会高兴得手舞足蹈。

训练要点： 培养宝宝的认知能力，爸爸妈妈一定要先观察宝宝平时最爱盯着什么看，找出宝宝最爱看的东西让他学习，才能容易学会。日常生活中，多与宝宝交流，尽量多讲给宝宝听，让宝宝逐渐熟悉身边的东西，通过观察周围的环境来发展宝宝的认知能力。这段时间宝宝已经知道各种东西会

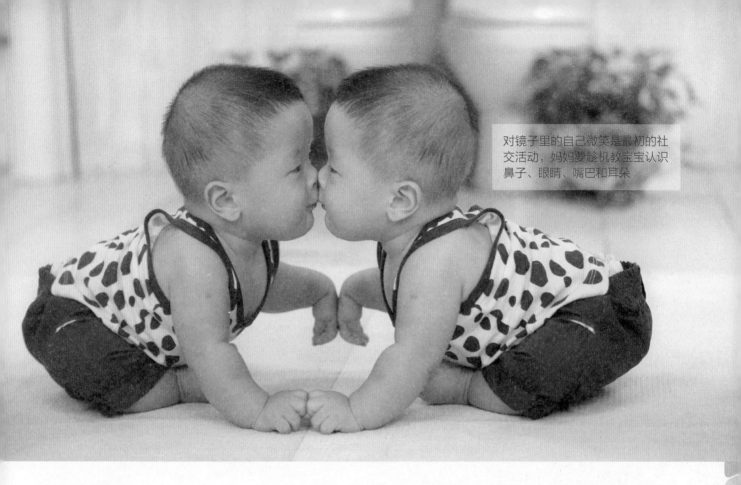

对镜子里的自己微笑是最初的社交活动，妈妈要趁机教宝宝认识鼻子、眼睛、嘴巴和耳朵

发出不同的声音，妈妈可以和他一起玩声音游戏，让宝宝自己动手制造出声音，从而培养宝宝的认知能力和观察能力。

5 情绪培养与社交能力训练

宝宝的能力特点：慢慢地，宝宝开始有了自己独立的意识。他开始意识到自己和妈妈是不同的个体，知道自己对周围的人和物会产生影响，甚至知道了自己的名字。他开始了解什么是能做的，什么是不能做的。他从镜子里看到自己会微笑，会用不同的方式表达自己的情绪。与人交往的能力也有了很大进步，开始有一点"黏人"。但这正表明宝宝开始意识到爸爸妈妈或其他亲人对他有多重要。

训练要点：每一个宝宝的个性都是独一无二的，爸爸妈妈只有了解宝宝个性的形成与发展特征，才能有针对性地培养宝宝的个性与自信。这是宝宝个性形成的关键期，爸爸妈妈一定要做好对宝宝情商的培养与照顾。那些天生谨慎、胆小的宝宝，会在相当长的时间内，都像妈妈身边的小羊羔似的，希望妈妈寸步不离。对此，爸爸妈妈要鼓励宝宝，让宝宝活泼一些，性格开朗起来。此外，爸爸妈妈也可以通过拥抱、按摩、挠痒等皮肤接触，促进亲子间的依恋关系，这对今后宝宝的情感发展十分重要。

亲亲游戏家园

身体游戏

小青蛙

参与人数：2人

发展能力：激发宝宝与人交流的热情。

这样玩：

1 让宝宝趴在床上，将青蛙放在距离宝宝1米远的地方，让青蛙"呱呱"叫着动起来，宝宝会非常高兴地看着玩具，还会努力向前爬，去够玩具。尽管这时还不会爬，但爬的愿望有助于促使宝宝学习爬行。

2 让宝宝坐在床上，如果宝宝还坐不稳，可依靠枕头或其他东西。将青蛙放在距离宝宝1米远的地方，宝宝可能会由坐位向前倾斜变成俯卧位，去够玩具，这是个比较复杂的体位变换，即使不能成功，对新生儿运动能力的提高也是有好处的。

语言游戏

认识父母

参与人数：4人

发展能力：让宝宝将不同的人和相应的名称联系起来，知道"爸爸""妈妈"是什么意思，提高宝宝的语言理解、记忆能力。

这样玩：

1 奶奶抱着宝宝玩，爸爸在门边摆弄一下拨浪鼓，让宝宝听见声响，奶奶告诉宝宝："爸爸回来了。"让宝宝转过头去看爸爸。

2 妈妈在门口摆弄拨浪鼓，让声音传到宝宝耳朵里，奶奶告诉宝宝："妈妈回来了。"让宝宝转头看见妈妈。训练几次后，爸爸在门口弄出响声，奶奶告诉宝宝："妈妈回来了。"让宝宝回头看，观察宝宝看到爸爸时的表情。

温馨小贴士 玩玩具时，应该注意的还是安全问题。给宝宝玩具前，每次都要仔细检查玩具是否有破损，因为掉下的破损碎片可能会被宝宝吃到嘴里，也可能会划破宝宝的皮肤。还要检查是否有易脱落的螺丝或其他部件，并注意玩具是否清洁等。

温馨小贴士 多跟宝宝接触，多逗宝宝笑，让宝宝认识家人，不仅能让宝宝在笑声与愉悦的情绪中学会与人交往，还能让宝宝在快乐的氛围中成长，为宝宝培养良好的性格和社会适应能力打下基础。

知觉游戏

◖左边爸爸，右边妈妈

参与人数：3人

发展能力：让宝宝在游戏中对空间概念有个初步的认识与感知，促进宝宝空间知觉能力的发展。

这样玩：

1 让宝宝坐在小椅子里，爸爸坐在宝宝的左边，妈妈坐在宝宝的右边。妈妈拿着鸭子并捏响，吸引宝宝转头看妈妈和手里的鸭子，妈妈告诉宝宝："妈妈和小鸭子在这儿呢，在宝宝的右边。"爸爸躲过宝宝的视线将玩具拿过来，捏响鸭子，等宝宝转头向左边看时，爸爸好奇地告诉宝宝："鸭子在这儿呢，在宝宝的左边。"

2 如果宝宝分不清声音的来源方向，仍然将头转向妈妈，妈妈就指着爸爸，告诉宝宝："鸭子在那儿呢，在宝宝的左边。"爸爸也跟宝宝说："宝宝看左边，鸭子在左边。"

温馨小贴士　　在游戏中要不断向宝宝灌输方位知识。

情绪社交游戏

◖亲亲妈妈

参与人数：3人

发展能力：增强亲子关系，促进宝宝与他人交往的能力。

这样玩：

1 当妈妈下班或从外边回来后，家里的照料者要抱着宝宝迎上去，并告诉宝宝"妈妈回来了，宝宝瞧瞧，妈妈回来了"，让宝宝亲一下妈妈后再将宝宝交给妈妈。

2 妈妈接过宝宝后，要对宝宝说"宝宝，叫妈妈"，同时耐心地教宝宝发出"ma"的音节。

温馨小贴士　　父母要利用一切机会，与宝宝亲切对话，为宝宝创造良好的生活氛围。同时，在与宝宝交谈的过程中，还能增强与宝宝之间的感情，使宝宝乐于与他人交往。

1～6月

1~6个月宝宝总结

检查日期： _____年____月____日

体重 ____ 千克　　**身长** ____ 厘米

您的宝宝几个月开始吃米糊的？　　____个月　　未吃

您的宝宝几个月开始吃蛋黄的？　　____个月　　未吃

蛋黄的吃法： 鸡蛋放入水中，煮开后，再煮10分钟左右，取出，去白取蛋黄，从1/4个开始，半个月到1个月之内加到1个；也可以用少量温开水将蛋黄调成糊状，用小勺喂给宝宝。

您的宝宝吃过菜水、果水或菜泥、果泥吗？　　　　□ 是　　　　□ 否

添加辅食时要注意的5点：

1.6 个月以内的宝宝最好采用纯母乳喂养，满6个月后开始添加辅食，并继续母乳喂养至2岁甚至2岁以上。

2. 开始时只加一种食物，等宝宝习惯后，再添加第二种。

3. 每种食物要从少量开始，并在每次进食时，先给食物后再给奶，使宝宝易于接受食物。

4. 添加食物后，如发现宝宝拉稀或有不消化的现象可以暂停，等大便正常后逐渐再添加，宝宝生病期间不要添加新食物。

5. 食物的品种最好多样化，使宝宝习惯多种不同的味道，能有效预防宝宝偏食和厌食。

您的宝宝睡眠有规律了吗？　　　　　　□ 是　　　　□ 否

一般来说，新生儿每天睡眠18～20小时，2～3个月为16～18小时，5～9个月为15～16小时，1岁为14～15小时，2～3岁为12～13小时，4～6岁为11～12小时。但要注意，睡眠时间的长短和睡眠习惯是有明显的个体差异的。

您的宝宝出牙了吗?　　　　　　　　□ 是（＿＿ 颗）　　　　　□ 否

一般来说，宝宝在6个月左右出第1颗牙，但4～10个月开始出牙的均属正常。

您的宝宝会翻身吗?　　　　　　　　□ 是（＿＿个月开始）　　　□ 否

从宝宝会翻身开始，就要预防坠床。

您的宝宝会自己拿饼干吃吗?　　　　□ 是（＿＿个月开始）　　　□ 否

请您注意： 宝宝在第5个月时，要到卫生保健部门注射第三针百白破三联疫苗；满6个月时注射第三针乙肝疫苗，同时进行健康检查。

在这6个月中，在育儿方面有哪些心得，请一一记录下来!

6个月宝宝生长发育指标

项　目	男宝宝（均值）	女宝宝（均值）
体重（千克）	7.9	7.3
身高（厘米）	67.6	65.7
头围（厘米）	43.3	42.2
胸围（厘米）	43.8	42.7
坐高（厘米）	44.1	43.0
出牙情况	0~2颗	

PART

14

7~12个月

喂养要点

1 7个月的宝宝一定要添加辅食了

在第7个月，一定要给宝宝添加辅食，使其慢慢适应吃半固体食物，逐渐适应断奶。这个月宝宝每天的奶量仍不变，分4次喂食。在喂奶前要先给宝宝喂辅食，如米糊、烂面条或稠粥等，量不要太大，不足的部分用母乳或配方奶补充。

等宝宝习惯辅食的味道后，可逐渐用一餐辅食完全代替一餐母乳或配方奶。辅食以谷类食物为主，同时可加入蔬菜、水果、蛋黄、鱼泥、肉泥，并且添加一些豆制品。肝泥也可在这个月添加，每周1~2次。到第7个月，一部分宝宝已长出门牙，应在这些宝宝的辅食中添加固体食物，以帮助宝宝锻炼咀嚼能力，促进牙齿及牙槽的发育。

2 巧妙纠正宝宝挑食

实际上，宝宝在这时候对食物表现出来的挑挑拣拣，是一种无意识、无目的的行为，在一定的程度上包含着游戏的成分。

在宝宝表现出不喜欢某种食物时，不少爸爸妈妈会一味迁就，不让宝宝受半点委屈，而忽略了对宝宝的劝说和引导。而在看到宝宝喜欢吃某种食物时，爸爸妈妈就心领神会、迫不及待地专程去采买，只顾着让宝宝多吃一点，而忽略了对宝宝饮食习惯的培养。久而久之，爸爸妈妈的行为会强化宝宝的行为，在一定程度上纵容宝宝养成吃饭挑食的坏习惯。因此，爸爸妈妈的行为和宝宝的挑食关系很大。

如何让宝宝不挑食？在宝宝吃饭时，要避开容易引起宝宝注意力的事情，避免让宝宝边进食边做其他事情，创造一个良好的进食环境。爸爸妈妈要多用语言赞美宝宝不愿吃的食物，并带头尝试，故意表现出很好吃的样子。宝宝对吃饭有兴趣后，妈妈应该经常变换口味，这样能有效避免宝宝对某种食物的厌烦。

3 宝宝辅食的制作要点

干净

在为宝宝准备辅食时，要用到很多用具，如案板、锅、铲、碗、勺等。这些用具最好能用清洁剂洗净，充分漂洗，并用沸水或消毒柜消毒后再用。此外，最好能为宝宝单独准备一套烹饪用具，以有效避免感染。

选择新鲜优质的食材

最好挑选没有化学物质污染的绿色食品，尽可能选择新鲜的食物，还要认真清洗干净。

单独制作

宝宝的辅食一般都要求清淡、细烂，所以，要为宝宝另开小灶，不要让大人的过重口味影响到宝宝。

采用合适的烹饪方式

为宝宝制作辅食最好采用蒸、煮等方式，并注意时间不要太长，以维持原料中尽可能多的营养素。辅食的软硬度应根据宝宝的咀嚼和吞咽能力及时调整。食物的色、味也应根据宝宝的需要调整，不要按照妈妈自己的喜好来决定。

现做现吃

隔顿食物在味道和营养上都会大打折扣，还容易被细菌污染，所以不能让宝宝吃上顿剩下的食物，最好现做现吃。为了方便，可以在准备生的原料（如菜碎、肉末）的时候，一次性多准备些，再根据宝宝的食量，用保鲜膜分开包装后放入冰箱保存，但这样处理过的原料一定要尽快食用。

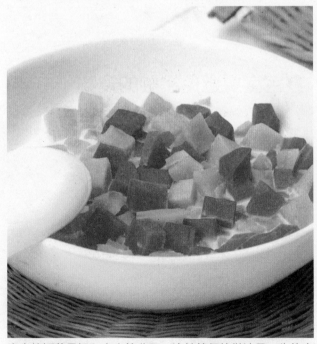

宝宝的饭菜最好和大人的分开，比较简便的做法是，先将宝宝的菜单独盛出来，再进行调味给大人吃

4 用食物自制磨牙棒

很多妈妈去商场买现成的磨牙棒帮助宝宝缓解出牙引起的牙龈不适，其实，心灵手巧的妈妈完全可以在家用食物自制磨牙棒，这样不仅节省费用，而且材料新鲜，还有营养。

新鲜果蔬磨牙棒

将硬的蔬菜（如胡萝卜、黄瓜等）去皮，切成小条或各种各样的形状，让宝宝啃咬。妈妈可以拿它教宝宝认物、认颜色。

红薯干磨牙棒

将新鲜的红薯洗净，去皮，切成条状，蒸熟，晒至半干。这样的红薯棒很有韧劲儿，但又不坚硬，在宝宝长时间的啃咬和口水的浸润下，其表面会逐渐成为糊糊状，而且甜滋滋的，很有营养，妈妈也不用担心宝宝会噎着。

5 蔬菜、水果的完美结合

蔬菜与水果中富含人体所需的维生素和各种营养成分，而这些养分均是宝宝生长发育不可缺少的"黄金物质"。但有的宝宝只喜欢品尝水果，有的却对蔬菜情有独钟。其实，蔬菜与水果对宝宝来说各有千秋，营养差异甚大。科学研究也证明，蔬菜比水果更有利于宝宝的健康发育。苹果与蔬菜比较，苹果的含钙量只有蔬菜的25%，含铁量为10%，胡萝卜素只有4%。当然，水果也有蔬菜所不能及的保健优势，因此，需要爸爸妈妈在日常生活中，做到互相补充，而不是偏重于一项，更不能互相取代。

6 提高宝宝食欲的方法

吃饭最好能固定时间和地点

培养宝宝在固定的时间和固定的位置上吃饭，进餐的时间也不要拖得太久，最好能控制在15~30分钟。

吃饭时保持环境安静

将可能分散宝宝注意力的玩具收起来，电视也要关上，让宝宝专心地吃饭。

吃饭时氛围要愉快

在宝宝吃饭时，不管吃了什么、吃了多少，爸爸妈妈都要保持微笑，最好不要把喜怒哀乐表现在脸上，更不要在饭桌上训斥宝宝。

变换做法

在宝宝对某种食物特别排斥时，妈妈可以变换做法，比如，将其熬粥或者掺到其他食物中，也可以暂停几天再给宝宝喂食，不要强迫宝宝进食或放弃给宝宝喂食。

7 五色食物给宝宝均衡营养

食物按照颜色，可分为绿、红、黄、白、黑五大类。

绿色食物是指各种绿色的新鲜蔬菜、水果，这类食物中含有维生素A、B族维生素、维生素C、叶酸等，具有保护宝宝的肝脏和助消化的功能，是宝宝身体的天然"排毒剂"。

红色食物指偏红色或橙红色的新鲜蔬菜、水果及各种畜类的肉及肝脏，这类食物中富含铁质、维生素A、番茄红素等抗氧化物质，能帮助宝宝身体造血，维持宝宝的血管弹性，提高宝宝的食欲。

黄色食物多为五谷、豆类和黄色蔬果，维生素A、维生素D的含量均比较丰富，对宝宝的肠胃有益，还有助于宝宝对钙的吸收，强健骨骼。

黑色食物以黑色菌菇、海菜为主，这类食物中含有多种维生素、矿物质，如锌、锰、钙、铁、碘、硒等，对宝宝骨骼的生长及生殖功能都有所帮助，还能增加宝宝的免疫力。

白色食物指蔬果中的瓜类、果实、笋类及米、豆、奶、蛋、鱼类，可以为宝宝提供淀粉、蛋白质、维生素等营养，既能消除宝宝身体的疲劳，又可促进宝宝疾病的康复。

8 宝宝要避免接触的食物

爸爸妈妈在为宝宝准备辅食时，一般应回避以下几种食物。

蔬菜类	牛蒡、藕等不易消化的蔬菜
辛辣调味料	芥末、胡椒粉、姜、大蒜和咖喱粉等辛辣调味料
某些鱼类和贝类	如墨鱼、章鱼、鲍鱼，以及用调料煮的鱼贝类小菜、干鱿鱼等
其他	巧克力糖、奶油软点心、软黏糖类以及其他人工着色的食物、粉末状果汁等

9 多食对宝宝牙齿有益的食物

牙齿的坚固性是和整个身体的发育密切相关的。健康的牙齿除了需要足够的营养外，还与内分泌有一定的关系。由于在胚胎期，牙胚已经形成，因此妊娠期的妈妈更应该注意营养，特别是保证足够的矿物质，并避免宝宝牙齿发育先天不足。

牙齿的主要成分是钙和磷，其中钙的最佳来源是乳类。此外，粗粮、海带、黑木耳等食物中也含有较多的磷、铁、锌、氟，能帮助牙齿钙化。

10 12个月要断奶了

第12个月，宝宝已该开始断奶，要减少母乳哺乳的次数，或干脆断掉母乳。如果这个月不及时给宝宝断母乳，容易影响宝宝的食欲。这个月可以让宝宝和大人一样在早、中、晚按时进食，并养成在固定的时间内进食饼干、水果等的习惯。在宝宝吃完辅食之后喂些配方奶，一次应喂200毫升左右，每天的总奶量应为500~600毫升。

宝宝营养的重心从奶转换为普通食物，应让宝宝品尝到各种食物的滋味，做到营养均衡，使宝宝的饮食中含有足够的蛋白质、维生素C和钙等营养。此外，不能给宝宝吃不易消化、过甜、过咸或调料偏重的食物。

断奶最好选择气候适宜的春秋季节，另外，在宝宝生病时也不要立即断母乳。

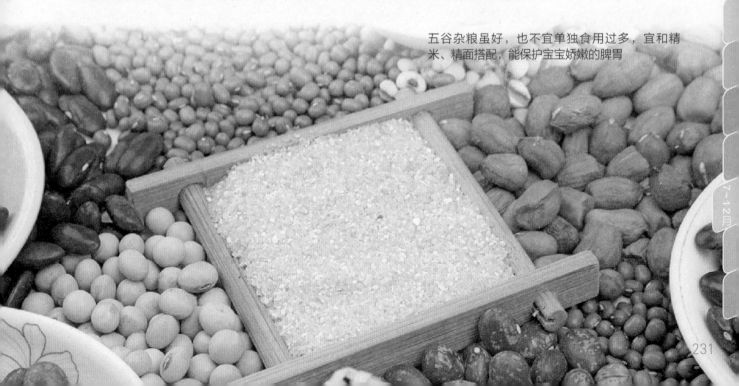

五谷杂粮虽好，也不宜单独食用过多，宜和精米、精面搭配，能保护宝宝娇嫩的脾胃

护理要点

1 别让宝宝跟狗太亲近

爸爸妈妈带着宝宝到户外活动的时候，千万别让宝宝逗狗玩，因为这也是宝宝意外受伤的常见情况，而且可能给宝宝造成难以想象的伤害。造成狗咬伤宝宝的原因，一是狗的生性和接受训练的问题；二是宝宝的行为问题。当宝宝在户外遇到狗的时候，爸爸妈妈应该注意：

- 不要靠近你不熟悉的狗，哪怕它的主人就在旁边。在未得到狗主人同意的情况下，绝不要抚摸狗，更不要和狗玩耍。
- 狗到宝宝跟前的时候千万不要试图逃跑，要平静地站着，可能它只是想嗅嗅宝宝的气味而已。
- 遇见一条陌生的狗，千万不要和它相互盯着眼睛看，因为对狗来说，它会认为你是在向它挑衅。
- 不要打搅正在睡觉、吃东西或正在照顾小狗的狗。

2 不要抱宝宝在路边玩

我们提倡爸爸妈妈要多带宝宝到户外玩，多晒太阳，但不赞成常抱宝宝在路边玩。爸爸妈妈们认为，马路上车多人多，宝宝爱看，只要把宝宝看好，不碰着宝宝，在路边玩耍很省事。其实马路两边是污染最严重的地方，对孩子和大人都极为有害。

汽车在路上跑，排放的废气中含有大量一氧化碳、碳氢化合物等有害气体，马路上空气中含汽车尾气是最高的、污染是最严重的。马路上各种汽车鸣笛声、刹车声、发动机声等噪声会影响宝宝的听力发育。

马路上的扬尘中含有各种有害物质和病菌、微生物，会损害宝宝的健康。带孩子玩耍，最好到公园或郊外等空气新鲜的地方。

3 要想宝宝安，常带三分饥和寒

古语有云"头要凉而背要暖，食勿饱而衣勿饰。"这是说，适度地喂养和穿衣，对提高宝宝抗病能力和健康发育至关重要。

许多爸爸妈妈都认为宝宝生长发育迅速，哺乳时间以长为好，吃东西以饱、以好为"要"，饮食上总认为以高蛋白质、高能量为佳，殊不知长此以往，将致使宝宝的消化系统超负荷运转，引起消化功能的削弱。有的父母对宝宝爱之过甚，怕宝宝受凉，不管气温高低，都给宝宝长时间地裹着。致使宝宝皮肤毛孔、汗孔长时间处于开放的状态，出汗增多，肌体阴液耗损，同时抗病能力降低，一旦遇到寒热外邪的侵袭，就很容易患病。

4 让宝宝独睡好还是和父母睡好

一般出生后前3个月的宝宝绝不能和妈妈睡在一个被窝里，因为宝宝太小，不会翻身，如果妈妈累了，睡得很沉，可能发生宝宝被乳房压迫或被子盖得太严而窒息的悲剧。一般8个月以后的宝宝就不会发生诸如此类的事情了。

宝宝和妈妈睡在一起，妈妈和孩子接触过于密切，妈妈呼出的气会直接吹到宝宝的脸上，对宝宝的健康不利。如果妈妈感冒，很容易传染给孩子。

另外，妈妈搂着孩子睡觉，会造成孩子对妈妈的依赖，尤其是对母乳的依赖，养成含着乳头睡觉的坏习惯，这样有发生呛奶窒息的危险，并会影响宝宝的牙齿发育。

那么，是不是就应该和宝宝分开睡呢？

其实也不尽然。从宝宝的角度来说，他是非常喜欢和妈妈一起睡的。妈妈的怀抱就是他的港湾，蜷缩在妈妈身旁，小宝宝会倍感舒适、温馨、甜蜜，醒来摸不到妈妈，他会感觉惊慌而大哭。有人做过调查，和父母分开睡的宝宝长大后发生性格偏移的概率较和父母一起睡的宝宝要高得多。有的家长让宝宝自己睡，小床离大床很远，宝宝夜间踢开被子都不知道，结果造成宝宝总是感冒。

所以，家长要根据自家的情况，可以和宝宝同睡一床，但最好不要睡一个被窝；也可以让宝宝独睡一床，但要注意小床要有护栏，而且最好把小床放在大床一边，以便妈妈夜间对宝宝护理和哺乳。

5 注意保护宝宝的牙齿，给宝宝按摩牙床

一旦开始长乳牙，宝宝会因为牙床发痒，总把手里拿着的东西放到嘴里去舔或咬。此时，用打湿的纱布给宝宝的牙床轻轻地做按摩，有助于宝宝改变不快的情绪和长出健康的牙齿。乳牙长出以后，不仅要帮助宝宝擦拭牙床，还要把舌头和乳牙都擦拭干净。否则，母乳或奶粉中所含的糖分会残留在舌头和乳牙上，从而引起蛀牙之类的牙病。从此时起，就应该注意保护宝宝的牙齿。

6 给宝宝练习爬行提供宽敞、安全的空间

只要宝宝学会了爬行，就需要更宽敞的空间。每个宝宝爬行的姿势各不相同。如果宝宝不喜欢爬行，可以用玩具诱导宝宝。爬行是很好的全身运动，但也容易引起事故，因此要加倍小心。

在这个时期，会经常发生宝宝吞硬币、纽扣、药丸，被钉子或图钉扎伤，被风扇、熨斗、取暖设备弄伤的事故，因此要学会应急的方法，更加细心地照顾宝宝。

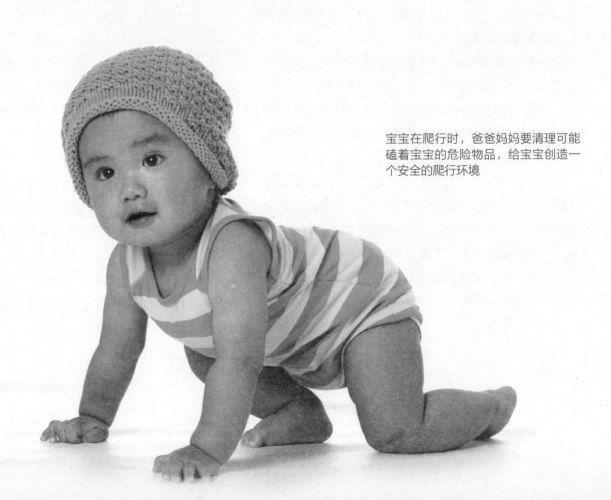

宝宝在爬行时，爸爸妈妈要清理可能磕着宝宝的危险物品，给宝宝创造一个安全的爬行环境

7 宝宝睡醒后哭闹，应轻轻地拍打后背安慰

在这个时期，宝宝会怕生，懂得恐惧，因此半夜惊醒的事情时常发生。过去，宝宝只会因为饥饿或弄湿尿布而哭闹，现在则是因为找不到妈妈而哭闹。总而言之，宝宝已经懂得了"悲伤"和"不安"。

当宝宝哭闹时，应该轻轻地拍打宝宝的后背，尽量安慰宝宝。如果哭闹持续10分钟以上，或者大声哭泣，可以喂少许麦茶。

8 爸爸和宝宝一起度过快乐的时光

宝宝的活动量越来越大，而且好奇心也越来越强，总想做各种动作。由爸爸陪宝宝玩活动全身的游戏，可以帮助宝宝成长发育。爸爸可以让男宝宝变得更有男子气概，可以用语言和赞美让女孩得到全面的发展。

9 纠正宝宝吸吮手指的习惯

宝宝吸吮手指是自然的生理现象。即使临近周岁时依然吸吮手指，也不算什么异常。假如强行制止的话，反而会使宝宝的欲求得不到满足。不过，要是宝宝吸吮手指的情况过于严重，就应该更加积极地关心和观察宝宝的全部生活。

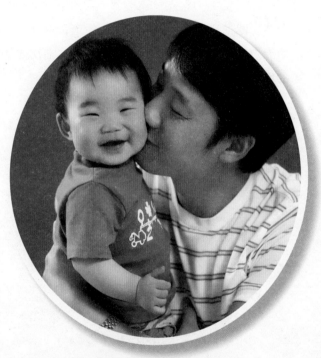

爸爸也要多跟宝宝交流

妈妈可以经常与宝宝一起相处，或让宝宝玩那些能够引起关注的玩具，使宝宝保持高兴的情绪，自然而然地就能改掉吸吮手指的习惯了。

10 养成基本的生活习惯

从这个时期起，应该重视培养宝宝吃东西和睡觉等基本的生活习惯。倘若是需要抱着睡觉或含着妈妈乳头睡觉的宝宝，更需要养成基本的生活习惯。睡觉之前给宝宝讲故事、唱歌或听音乐，也是培养宝宝养成独自睡觉习惯的好方法。要尽量让宝宝吃得愉快，而且尽量要在宝宝肚子饿了或想吃的时候再喂。此时，可以让宝宝自己吃东西，即使撒了一点，也应该继续让宝宝自己吃。

增长宝宝智慧的能力训练

1 运动训练

宝宝的能力特点： 11~12个月的宝宝坐着时能自由地转动身体，能独自站立，扶着一只手能走，推着小车能向前走。行动能力发育快的宝宝不但会站，还能摇摇摆摆地走，但宝宝学会走路的平均年龄是1岁零1个月左右。

训练要点： 引导宝宝站立、坐下，通过踩影子、抛球等游戏训练宝宝的独自行走能力、身体平衡能力，并通过投球等游戏锻炼宝宝的肌肉力量。

2 精细动作能力训练

宝宝的能力特点： 能用手捏起扣子、花生米等小东西，能拉开抽屉和开门，会打开瓶盖、剥开糖纸，会不熟练地用杯子喝水。

训练要点： 在宝宝能够有意识地将物品放下后，训练宝宝将手中的物品投入到小的容器中。在桌前给宝宝摆上多种玩具，如小瓶、盖子、小丸、积木、小勺、小碗、水瓶等，让宝宝用积木搭高，用水瓶喝水，用拇指、食指捏起小丸，将小勺放在小碗里"准备吃饭"等，通过多种训练让宝宝的手指更灵活。给宝宝提供大开本彩图读物，让宝宝双腿伸直坐在床上，将书摊开放在宝宝的双腿上，让宝宝自己翻动。虽然宝宝不能准确地一页一页地翻动，但已经有了翻动意识。

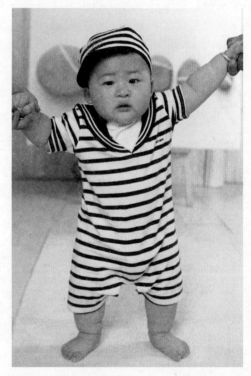

在快1岁时，大部分宝宝能在爸爸妈妈的牵引下，迈出人生的第一步

3 语言能力训练

宝宝的能力特点：宝宝喜欢嘟嘟囔囔地说话，听上去像在与人交谈。喜欢模仿动物的叫声，如小狗"汪汪"、小猫"喵喵"等。能把语言和表情结合起来，他不想要的东西，他会一边摇头一边说"不"。

训练要点：宝宝有了表达自己的欲望，想说但又不会说，爸爸妈妈可以抓住这个机会帮宝宝把他想说的话说出来，让宝宝听到他想说的话是怎么表达的。通过描述事物的颜色、形状、大小等来提升宝宝的认知能力。对宝宝的行为和情绪保持敏感，要和宝宝互动，抓住和保持宝宝的注意力，让宝宝学会语言。发现宝宝的错误发音，要帮助宝宝纠正，不要模仿宝宝的错误发音。

4 知觉能力训练

宝宝的能力特点：1周岁的宝宝已经开始对一些细小的物体产生兴趣，并且能够区别简单的几何图形。能够较准确地判断声源的方向，并能用两眼看声源。开始学发音，能听懂几个字，包括对家庭成员的称呼，而且逐渐可以根据大人说话的声调来调节控制自己的行动。

训练要点：日常生活中，爸爸妈妈要不断引导宝宝观察事物，扩大宝宝的视野，还可以培养宝宝对图片、文字的注意力、兴趣，培养宝宝对书籍的爱好。培养宝宝的听觉能力，爸爸妈妈要积极地为宝宝创造听觉环境，促进宝宝听到更多的语言，可以用语言逗引宝宝活动和玩玩具、观察周围人物的交谈、给宝宝唱儿歌、和宝宝对话等。

5 情绪培养与社交能力训练

宝宝的能力特点：宝宝喜欢的活动很多，好奇心也随之增强，喜欢把房间里各个角落都了解清楚。为了宝宝的心理健康发展，尽量满足他的好奇心，鼓励他的探索精神，千万不要阻止宝宝，以免损伤宝宝的自尊心和自信心。

训练要点：鼓励宝宝多和小朋友接近，坐在一起活动、玩耍。或者参加一些成人社交活动，多和爸爸妈妈以外的成人接近。安排好宝宝的活动和休息时间，使宝宝有规律地生活。让宝宝自由活动，不受拘束，从而经常处于快乐状态，使其心理得以正常的发展。

亲亲游戏家园

身体游戏

独走训练

参与人数：1~2个人

发展能力：让宝宝从被牵着走过渡到自己走。

这样玩：

1 开始先用双手牵着宝宝走，比较熟练后可以将你的手臂用一根小棍子或小娃娃代替，即让宝宝扶着你手中的小棍子或娃娃的另一端行走。

2 宝宝能熟练地扶着小棍子走以后，妈妈伺机放开小棍子，让宝宝自己行走。

3 为安全起见，可让宝宝在爸爸和妈妈之间来回走动，然后父母可以拉大彼此的距离，以使宝宝越来越远地独立行走。

温馨小贴士 在此期间，如果宝宝有跌倒或不愿继续行走的现象，要及时鼓励他，并注意不要让宝宝太疲劳。

语言游戏

跟着做

参与人数：2~3个人

发展能力：让宝宝听指令做动作，提高宝宝的语言理解能力，并锻炼宝宝的语言节奏感，从而达到提高宝宝左脑语言能力的目的。

这样玩：

1 妈妈和宝宝相对而坐，妈妈边做动作边念儿歌，让宝宝也做同样的动作。儿歌词为："请你跟我这样做，我就跟你这样做，小手指一指，眼睛在哪里？眼睛在这里（用手指眼睛）。""请你跟我这样做，我就跟你这样做，小手指一指，鼻子在哪里？鼻子在这里（用手指鼻子）。"依次认识五官。

2 可先跟爸爸示范一下，如妈妈说："请你跟我伸伸手。"边说边做伸手的动作。爸爸接着说："我就跟你伸伸手。"边说边做伸手的动作。在宝宝参与的时候，可以让爸爸带着宝宝一起做，然后慢慢地让宝宝单独做。可做各种各样的动作，让宝宝学说"弯弯腰""喂小猫""种种花"等短语。

温馨小贴士 念儿歌的速度应慢一点，因为宝宝反应需要一段时间。可以多做几次，让宝宝逐渐开始模仿。

知觉游戏

◗ 画直线

参与人数：2人

发展能力：训练手的灵活性，激发宝宝的兴趣，提高宝宝对事物的认知能力。

这样玩：

1 妈妈先在纸上画一个红色气球，然后对宝宝说："哎，这个气球怎么没有线呀，宝宝来画条线好不好？"

2 在妈妈的帮助下，宝宝为纸上的气球添条竖线。

3 宝宝不能很好地完成在气球下方画竖线，但此时可以做引导训练，妈妈也可以展开想象。当宝宝画出线条时，妈妈应表扬宝宝："看，宝宝画的毛毛虫"。"看，宝宝画的小树叶。"这样可以提高宝宝的自信心和成就感，激励宝宝更喜欢做这个游戏。

温馨小贴士 这个年龄段的宝宝可以初步完成画直线动作，但还不能做到画有方向性的线。

观察和语言游戏

◗ 六面画盒

参与人数：2人

发展能力：通过训练，提高宝宝小手精细动作和对六面体的认识能力，培养宝宝的观察能力和语言理解能力。

这样玩：

1 找一个方便宝宝拿取的六面小纸盒，在6个面上贴上不同的图画。

2 妈妈问："小狗呢？"宝宝就会拿着纸盒来回转，直到找到小狗的图画为止。

3 如果找不着，妈妈可以提醒几次。

温馨小贴士 妈妈给宝宝提醒的时候，一定要注意方式方法，避免打消宝宝的积极性。

7~12个月宝宝总结

检查日期： _____年____月___日

体重 ____ 千克　　**身长** ___ 厘米

宝宝一天吃3次辅食了吗？　　　　　□ 是　　　　□ 否

10~12个月的宝宝每天应吃3次辅食。1次加餐，同时继续喂母乳。若为非母乳喂养，每天奶量在500毫升左右。

宝宝吃饭的地方固定吗？　　　　　□ 是　　　　□ 否

应养成宝宝定时定点进餐的习惯，边吃饭边玩耍或进食时间不固定，容易造成宝宝厌食或消化不良。

您的宝宝出几颗牙了？ _____颗

在出牙的相应位置涂上颜色

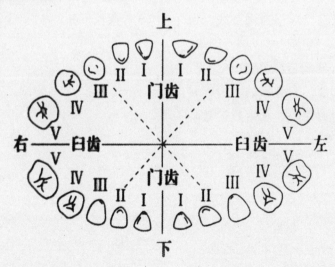

随着宝宝牙齿的萌出和进食种类的不断增加，保护宝宝的牙齿、预防龋齿发生等就变得越发重要了。在宝宝1岁左右，就可以开始教他含一口水，练习鼓腮漱口；应注意控制食物中的糖分，进食甜食后应及时漱口或喝少量白开水；适量吃一些粗粮；如遇冬季或进食情况不太理想时，应在医生的指导下补充钙剂和维生素D制剂，提高牙齿本身的抗龋齿能力。

您感觉自己的宝宝有斜视吗?	☐ 是	☐ 否
您的宝宝能扶着栏杆走吗?	☐ 是（＿＿＿个月）	☐ 否
您的宝宝会用拇指和食指捏东西吗?	☐ 是（＿＿＿个月）	☐ 否
您的宝宝能有意识地叫"爸爸、妈妈"吗?	☐ 是（＿＿＿个月）	☐ 否
您的宝宝能随着看电视等的音乐扭动身体吗?	☐ 是	☐ 否

请您注意：宝宝满1岁时，要到卫生保健部门进行健康检查。

宝宝会爬了，会走了……记录下当时的情景吧!

12个月宝宝生长发育指标

项 目	男宝宝（均值）	女宝宝（均值）
体重（千克）	9.6	8.9
身高（厘米）	75.7	74.0
头围（厘米）	46.1	44.9
胸围（厘米）	46.1	45.0
出牙情况	6~8颗	

PART 15

1~2岁

喂养要点

1 这个时期喂母乳的注意事项

1岁以后的宝宝也可以喂母乳，但最好在不影响吃辅食的基础上以零食的形式来喂。宝宝如果不愿意吃辅食，只想喝母乳时，应渐渐减少母乳的量。断掉夜间授乳，调整授乳的时间，一天喂2~3次奶就可以了。

2 均衡摄取5种营养素

宝宝在1~2岁的时期内，骨骼和消化器官会快速发育，也是体重和身高增长的重要时机。因此，要注意通过饮食充分吸收碳水化合物、蛋白质、矿物质、维生素、脂肪这5种营养素，保持均衡的营养。宝宝辅食的制作原则是通过主食吸收碳水化合物、蛋白质、矿物质，通过零食吸收维生素和脂肪。

3 能正式咀嚼并吞咽食物了

12个月以上的宝宝开始长出臼齿，发育快的宝宝已经长尖牙了。宝宝长出臼齿后就能正常咀嚼并吞咽食物了，一日三餐都可以和爸爸妈妈一起在餐桌上吃，但最好再喝几百毫升的奶。

4 宝宝的饭菜尽量少调味

宝宝12个月后可以适量喂用盐、酱油等调味的食物，但15个月之前还应尽量喂清淡的食物。材料本身已经含盐和糖的，则没必要再调味。

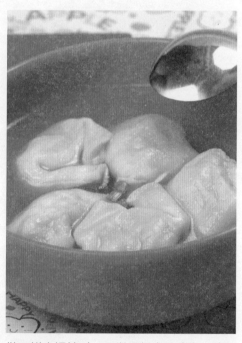

做三鲜小馄饨时，可以用虾肉、猪肉、鸡蛋来搭配，在调制馅料的时候要尽量少放盐和酱油

5 怎样安排宝宝的早餐

- 主食应该以谷类食物为主，如食用馒头、包子、面条、面包、蛋糕、饼干、粥等，要注意粗细搭配，有干有稀。
- 荤素搭配。早餐应该包括奶、奶制品、蛋、鱼、肉或大豆及其制品，还应有一定量的蔬菜。
- 奶加鸡蛋不是理想的早餐。奶和鸡蛋都富含蛋白质，但碳水化合物的含量较少。因此，早餐除奶和鸡蛋以外，必须添加馒头、面包、饼干等食物，这样才能保证营养均衡。

6 不能急着让宝宝吃块状食物

宝宝的消化能力还比较弱，即使能够熟练地吞咽食物，也不能急着让宝宝吃块状食物，因为很容易发生窒息的危险。水果可以切成厚1厘米以内的棒状，让宝宝拿着吃；肉切细碎，菜及其他材料应充分做熟、做软再给宝宝吃。

7 一天喂两次零食

零食是为宝宝提供营养不可缺少的一部分，给宝宝喂零食的时间应安排在早餐和午餐间、午餐和晚餐间共两次。正餐前1小时不要给宝宝吃零食，包括饮料。关于零食的选择，上午可以选容易产生饱腹感的土豆、红薯，下午可以选择奶制品或水果。甜食最好安排在两餐之间或餐后1小时。不要给宝宝吃高热量、高糖、高油脂的零食。

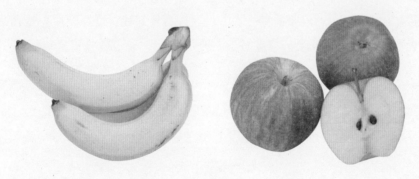

在给宝宝喂水果时，要注意好量，香蕉喂半根，苹果喂一半。此外，还可以将水果洗净，去皮，加适量水，打成汁，可以分多次饮用

8 最适宜的烹调方式

宝宝的膳食应该与成人的分开烹制，并选用适合的烹调方式和加工方法。要注意去除食物的皮、骨、刺、核等；花生、大豆等坚果类食物应该磨碎，制成泥糊状；应采用蒸、煮、炖等烹调方式，不宜采用油炸、烤、烙等方式。1岁后的宝宝可以适量喂食盐、酱油等调味的食物，但是15个月前的宝宝最好喂清淡的食物。有的材料本身含有盐分和糖分，没必要非要调味。给汤调味时可以用酱油、海带或鱼。

9 让宝宝自己吃饭

1岁半的宝宝已经有了自我意识，爸爸妈妈应该给宝宝学习独立进食的机会，不要总是担心宝宝吃不好，或者嫌宝宝撒出食物麻烦。应该鼓励宝宝尝试，提高宝宝吃饭的兴趣和自信。从只能吃几口，到慢慢重复多次，宝宝自己会摸索到独立吃饭的方法。从长远角度来说，这也是在为以后减轻负担。

10 2岁的宝宝可以跟大人吃相似的食物

为了宝宝的身体均衡发展，应通过一日三餐和零食来均匀、充分地使宝宝摄取饭、菜、水果、肉、牛奶等五类食物。可以跟大人吃相似的食物，不必再吃软饭，例如可以跟大人一样吃米饭。但是要避开质韧的食物，一般食物也要切成适当大小并熟透再喂。不要给宝宝吃刺激性食物。有过敏症状的宝宝还要特别注意慎食一些容易引起过敏的食物。2岁左右的宝宝可以吃大部分食物，但一次不能吃太多，要遵守从少量开始慢慢增加的原则。

11 可以食用各种各样的食物了

1岁以后，可以喂之前不敢喂的大部分食物，之前因为怕引起过敏不敢喂的小柿子、草莓、贝类等，现在都可以开始加在宝宝的辅食中了。但要避免一次喂过多或每餐都喂。最好能从少量开始，确认消化和进食状态正常后，慢慢增加分量较为安全。需要注意的是，宝宝如有过敏性皮炎或容易引起食物过敏，最好在满2岁后再开始喂食。

适合1~2岁宝宝的菜肴

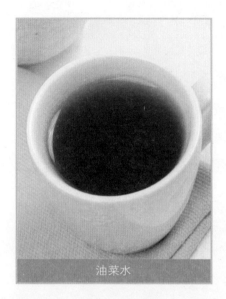

油菜水

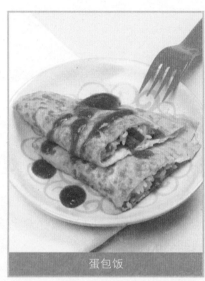

蛋包饭

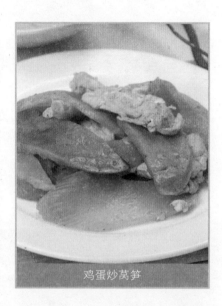

鸡蛋炒莴笋

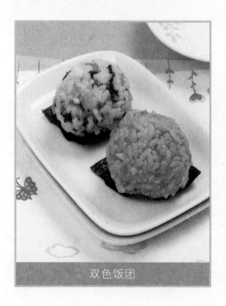

双色饭团

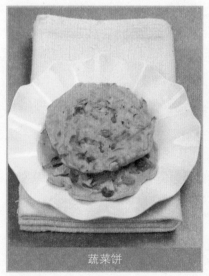

蔬菜饼

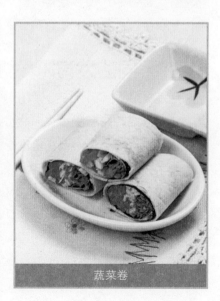

蔬菜卷

护理要点

1 宜穿便于活动的衣服

宝宝学会走路以后，身体会变得比较灵活，因此必须穿上伸缩性好的婴儿服。婴儿服还能让宝宝的双脚伸缩自如，促进宝宝早日学会走路。在这个时期，宝宝喜欢独自穿衣服或脱衣服，所以必须选择设计简单的衣服，尽量让宝宝独自穿衣服。

2 注意防止宝宝头部受伤

2周岁的宝宝具有旺盛的好奇心，因此照顾2岁宝宝时特别要注意预防安全事故。只要宝宝开始学走路，妈妈就应该先整理好室内的危险物品。整理房间时，应该让宝宝亲眼观察每一件东西，但要将易碎的物品、贵重的装饰品、危险的药物和锋利的工具收藏好。

在这个时期，宝宝能自由自在地活动身体，但由于头部很大，因此还不能自如地保持平衡，特别容易摔倒。宝宝容易从没有靠背的椅子或沙发上滚落下来，而且经常会碰撞家具的边边角角，因此必须时刻在旁边保护宝宝，并要在沙发下面铺上厚厚的垫子，用布套套上家具的四角。

3 在不同的发育阶段进行不同的排便训练

宝宝出生后15个月内，大小便跟宝宝的意志无关，只是单纯的反射行为。但从出生后15～18个月开始，宝宝就能控制膀胱和臀部的括约肌了。另外，每个宝宝控制大小便的时机也有差异，因此必须掌握好宝宝的发育状态，因时制宜地进行排便训练。如果排尿的间隔时间为两小时左右，非常有规律，那就说明宝宝可以控制排尿节奏了，因此必须注意观察宝宝的排尿时间和间隔。

排便训练需要妈妈有耐心，不能因为宝宝的失误而严厉指责，以免加重宝宝的心理负担。在这个时期，应该积极地称赞宝宝，给宝宝充足的训练时间。

4 成长的关键就是父母的关心和赞扬

在这个时期，宝宝的自我意识逐渐形成，因此需要父母的关心和赞扬。一般情况下，宝宝的自信心、信赖感或积极的性格是在婴儿期形成的，因此父母的态度会决定宝宝的未来。在宝宝上下台阶时、能够控制排尿时、干净地吃饭时、画画时都应该给予鼓励和赞扬，使宝宝尽情享受成就感带来的喜悦。在宝宝的成长过程中，父母和宝宝之间的交流与互动将发挥非常重要的作用。

但是，不能放任宝宝的错误行为。当宝宝做出错误的行为时，应该果断地制止。此时，必须严格执行奖惩标准。如果做同样的事情，却得到不同的评价，那么宝宝的是非观就容易混淆。

5 父母表扬宝宝时的要点

- 表扬及时，趁热打铁。一旦宝宝做出好的行为要及时表扬，越小的宝宝越要如此。
- 表扬的内容应该是宝宝经过努力才能做到的事情。比如，表扬一个6岁的宝宝自己会吃饭意义甚微；而在学走路的过程中给予"宝宝会迈步了，真棒"这样的表扬，比较有针对性。

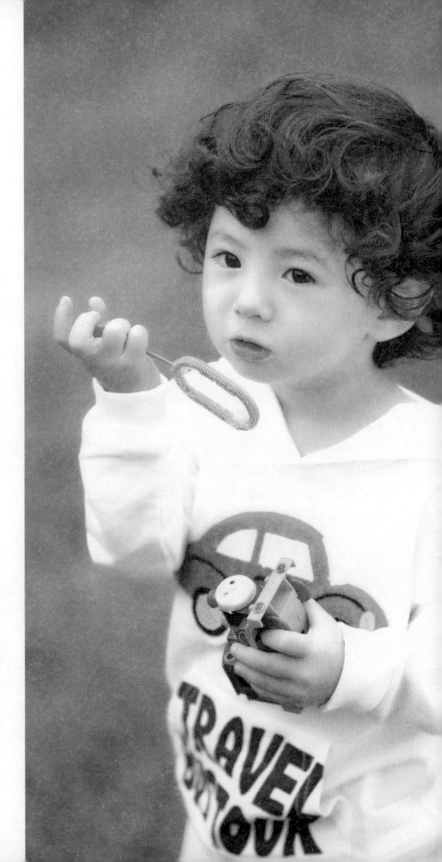

- 要夸具体，夸细节。不要总是笼统地说"宝宝真棒"。要让宝宝知道自己为什么得到了表扬、哪些方面做对了、好在哪里，宝宝才能从中受到启发。
- 表扬的时候不要许诺一些做不到的事情。否则久而久之，宝宝就会不信任你，对你的表扬不会很珍惜。

6 宝宝说脏话怎么办

说脏话来源于模仿

　　宝宝往往没有分辨是非善恶美丑的能力，还不能理解脏话的意义，如果在他所处的环境中出现了脏话，无论是家人还是外人说的，都可能成为宝宝模仿的对象，宝宝会像学习其他本领一样学着说并在家中"展示"。如果爸爸妈妈这时不加以干预，反而默许，甚至觉得很有意思而纵容，就会强化宝宝的模仿行为。

几种对策

- 冷处理。当宝宝口出脏话时，爸爸妈妈无须过度反应。过度反应对尚不能了解脏话意义的宝宝来说，只会刺激他重复脏话的行为，他会认为说脏话可以引起你的注意。所以，冷静应对才是最重要的处理原则。不妨问问宝宝是否懂得这些脏话的意义，他真正想表达的是什么。也可以既不打他，也不和他说道理，假装没听见。慢慢地，宝宝觉得没趣自然就不说了。
- 解释说明。解释说明是为宝宝传达正面信息、澄清负面影响的好方法。在和宝宝讨论的过程中，应尽量让他理解，粗俗不雅的语言为何不被大家接受，脏话传递了什么意义。
- 正面引导。爸爸妈妈要细心引导宝宝，教他换个说法试试。彼此定下规则，随时提醒宝宝，告诉他要克制自己不说脏话，做个懂礼貌的乖宝宝。

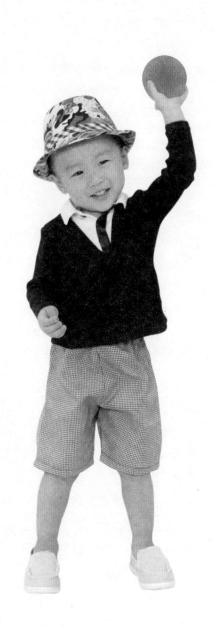

7 预防独立行走后的宝宝发生意外伤害

在宝宝学会独立行走后，因为其好奇心强，往往会东走走西看看，捅捅这儿摸摸那儿，如果大人看护不当，宝宝很容易发生意外伤害。为了预防和避免宝宝遭到意外伤害，家长应该注意以下几个问题：

1. 尽量不要让宝宝单独一个人活动。尤其是洗衣服、洗澡、做饭、维修电器时。

2. 不要带宝宝到锅炉房、配电室、游泳池等有潜在危险的场所去玩。

3. 妥善安置家用电器的电源插座，插销板应选择安全插销，闲置不用的插销应用绝缘材料封闭，教育宝宝不要去动插销和开关。

4. 妥善保管家庭用药、酒、胶水、清洗剂等，以防止宝宝误食。

5. 妥善放置刀、剪、叉、钉子等五金工具和物品。

8 宝宝扭伤的应急处理

宝宝扭伤多发生在手腕、踝关节等部位。常有扭伤部位的肿胀与疼痛，皮肤青紫，局部压痛很明显，受伤的关节不能转动。

发生扭伤后应限制宝宝活动受伤的关节，特别是踝关节扭伤后，应将小腿垫高。

早期处理宜冷敷，以后用热敷。一般在1～2天后爸爸妈妈可在患处进行按摩，促使血液循环加速，肿胀消退，有条件的还可进行理疗。

此外，发生扭伤后要注意关节韧带有无裂伤、骨折和关节脱位，宝宝容易发生桡骨头半脱位，当宝宝疼痛难忍、患侧手臂不能动弹时应去医院诊治。

9 宝宝的卧室要采取的安全措施

年轻的爸爸妈妈应该为宝宝创造一个安全、良好的睡眠、学习环境，以保证宝宝身心健康，防止宝宝不必要的损伤。那么，在幼儿卧室要采取哪些安全措施呢？

1. 为了避免玩具箱盖子压住宝宝的手指，在玩具箱盖子的角上，粘上橡皮垫或软木塞，也可以把玩具放在有拉门的柜子里或开放的架子上。

2. 把宝宝的衣服放在有拉门的柜子里，尽量不要使用抽屉式的家具，以免宝宝开抽屉把整个抽屉拉出来砸伤脚和腿。

3. 把大床的一边靠墙放，并在床前的地板上铺上褥子或垫子，万一宝宝从床上掉下来也摔不疼、摔不伤。也可以暂时在床边加一个活动栏杆。

4. 不要把小床或其他可以爬上去的家具放在窗子旁，以防宝宝爬上窗子发生危险。

增长宝宝智慧的能力训练

1 运动训练

宝宝的能力特点：宝宝1岁之后，能用脚尖行走数步，脚跟可不着地，并且能手扶楼梯栏杆熟练地上3级以上台阶。2岁左右的宝宝一般能够行走自如，扶着栏杆能上下楼梯，而且还能连续跑5~6米，并能双脚连续跳，走路时还具有平衡能力。

训练要点：这个阶段，首先要教宝宝走稳，会起步、停步、转弯、蹲下、站起来、向前走、向后退，以及跑步、上下台阶、走平衡木、原地跳、钻圈、爬攀登架、自己坐在小凳子上、扔球、踢球、随音乐跳舞等，训练身体平衡力和灵活性，使其进一步发展起来。

2 精细动作能力训练

宝宝的能力特点：1岁以后的宝宝在日常生活中，能不断模仿成人的示范动作，逐步学会运用物体的动作，如用茶杯喝水、用勺子吃东西、戴帽子、擦鼻涕、洗手、将纸折两折或三折、搭高5~6块积木、用玻璃丝穿过扣眼等。能配合大人穿衣裤、自己脱鞋袜，能在妈妈的指导下初步尝试握笔，并在纸上画出道道。

训练要点：到1岁半后，父母可通过游戏、手工制作，鼓励宝宝做力所能及的事，如拣积木、穿珠子、穿扣眼、拼图、串塑料管、捏泥塑等。还要注意训练宝宝拿笔的方法，以及左右手的握、捏等精细动作。

3 语言能力训练

宝宝的能力特点：1岁之后的宝宝可以理解简单的语句，能理解和执行成人的简单命令。能够重复大人的话语，谈话时会使用一些别人听不懂的话。经常说出的单词有20个左右，能理解的词语数量比能说出的要多得多。会对他看到的物体进行命名，如用"圆圆"称呼橘子、苹果等形状近似的东西。1岁半以后，宝宝会说简单句，有时语句不完整，有时句子还会前后颠倒。接近2岁时，宝宝句中出现了少量的复合句，如"妈妈给我笔""宝宝要画画"等。

训练要点：跟宝宝在愉快的氛围中交谈，以便让宝宝集中注意力，鼓励宝宝开口说话，塑造宝宝的语言美。1岁半以后宝宝会非常爱说话，应该借此机会在日常生活中巩固已学会的词句，还要让宝宝多接触自然和社会环境，启发宝宝表达自己的情感。爸爸妈妈还应为宝宝提供丰富的语言环境，注意自己的语言和发音，要做到口齿清楚、语句完整、语法合理。

4 数学能力训练

宝宝的能力特点：1岁半以后的宝宝空间意识加强，具备上下、里外、前后方位意识。同时，宝宝的逻辑思维能力也在加强，对于图形、色彩、分类等与数学相关的概念更能掌握。

训练要点：可让宝宝认识数字，2岁左右练习数数。宝宝还不能完成数数，但训练是可以从这个年龄段开始的。在生活和游戏中多教宝宝一些相对的概念，如大与小、高与矮等，并让宝宝进行比较，同时多和宝宝玩一些归类、配对游戏，促进宝宝逻辑推理能力的发展。

5 知觉能力训练

宝宝的能力特点：宝宝的记忆力日渐增强，说话、模仿、假想等能力得到发展。开始为周围世界中的不同物品分类并根据它们的用途来理解其相互关系。能认识几种交通工具，如汽车、自行车等。能认识几种颜色，如红、黑、白等。还能认识家庭照片中的亲人以及一些简单的数字或汉字。

训练要点：平时让宝宝多看图画书，用宝宝能理解的语言，讲一些简单的事物关系。宝宝用品要放在固定的位置，让宝宝认识自己的毛巾、水杯、帽子等，也可以进一步让宝宝指认妈妈的一两种物品。每天花一定的时间与宝宝一起玩玩具。要注意培养宝宝的观察力和记忆力，给宝宝讲述大自然的各种现象。

6 情绪培养与社交能力训练

宝宝的能力特点：宝宝已经具备较强的独立性格和独立意识，虽然他还不能自己去做太多事，但在思考、想象和活动中，他不依赖、不追随别人，能够相对独立地进行思想活动。社交方面，宝宝已经有了语言，到2岁时就能够听懂一些简单的指令，可以较多地和人交往。

训练要点：父母要重视宝宝早期的个性发展，从自主性入手，处理好自由与限制的关系，鼓励宝宝靠自己的能力做力所能及的事；让宝宝自由游戏、探索，在保障安全的情况下，鼓励宝宝勇敢地表现自我，帮助他树立坚定的信心，多与他人进行沟通与交往。

亲亲游戏家园

身体游戏

◀ 推拉手帕

参与人数：2人

发展能力：锻炼手部肌肉。

这样玩：

1. 妈妈和宝宝分别抓住手帕的一端，然后一起拉手帕。
2. 可以放音乐，随着音乐的节奏，慢慢地推拉手帕。

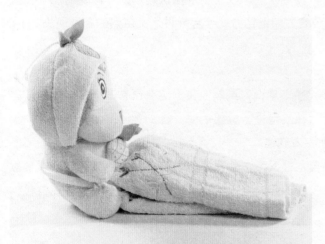

温馨小贴士　宝宝的力气小，妈妈在推拉的时候，要注意控制好力道，别让宝宝因重心不稳而跌倒。

语言游戏

◀ 认知游戏

参与人数：2人

发展能力：训练宝宝的认知能力，以及关于事物之间的关联关系。

这样玩：

1. 妈妈取出宝宝认识的日用物品的图片，也可用小时学习用的画书，将各页分开。
2. 妈妈手中拿着衣服，引导宝宝找裤子的图卡；妈妈拿鞋的图卡，让宝宝找袜子……。

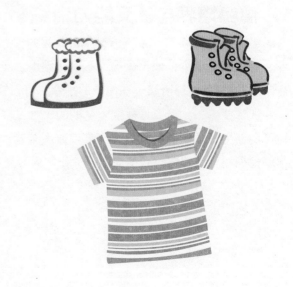

精细动作游戏

▌分豆子

参与人数：2人

发展能力：提高宝宝的手部力量和灵活性，锻炼宝宝手眼协调的能力。

这样玩：

1 妈妈先将黑豆、大豆、麦子等豆子和谷物撒落在地板上，然后让宝宝把地板上的谷物和豆子抓起来，分门别类地放在不同的盘子里。

2 妈妈拿着汤匙示范舀的动作，并鼓励宝宝尝试去舀。

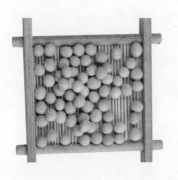 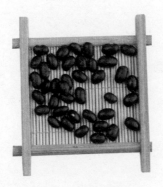

温馨小贴士

在做这个游戏的时候，请妈妈注意不要让宝宝误吞豆子。

精细动作游戏

▌宝宝学涂鸦

参与人数：2人

发展能力：训练小手的灵活性和控制能力，以及想象力和语言能力。

这样玩：

1 给宝宝纸笔，妈妈示范。

2 当宝宝画成图形后引导宝宝想象，让他来告诉你，他画的是什么，此时你会发现宝宝有强大的想象力。

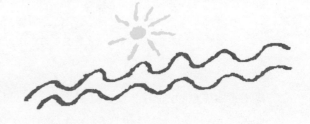

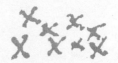

1~2岁宝宝总结

检查日期： _____年____月____日

体重 ____ 千克　　**身长** ____ 厘米

宝宝出几颗牙了？ _____颗

乳牙一共20 颗，2岁半以前出齐。

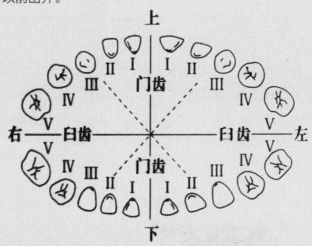

您的宝宝患过腹泻吗？　　　□ 是（_____月时）　　　　　□ 否

腹泻是指大便次数比平时增多及大便性状的改变。腹泻的主要威胁在于脱水。请参考下面的方法进行护理：

1. 给宝宝喂比平时更多的液体，并应包括继续腹泻时丢失的水分。可选择的液体有：

口服补液盐（医院和药店均有）

米汤+ 盐：米汤500 毫升 + 盐1.75 克

糖盐水：开水500 毫升 + 糖10 克 + 盐1.75 克

其他液体：母乳、牛奶、奶制品、各种粥、茶水、白开水等均可

2. 继续给宝宝喂营养丰富的食物。食物种类可同病前，但制作方法以易于消化为宜，应少量多餐。

3. 除非大便化验证实为细菌感染，一般不使用抗生素治疗。

4. 观察病情。如发现下列情况，应及时找医生：多次水样便、频繁呕吐、明显口渴、不能正常饮食、发烧、大便带血等。

您的宝宝会逐渐自己用勺子吃饭了吗?　　　　□ 是　　　　□ 否

您的宝宝白天要解大小便时会有所表示吗?　　　　□ 是　　　　□ 否
2 岁左右的宝宝应开始穿闭裆裤。

您的宝宝会把两个不同音的字，如"汽车、妈妈抱"等组合起来吗? □ 是　　　　□ 否

您的宝宝能按照您的吩咐做一些简单的事情吗?　　　　□ 是　　　　□ 否

宝宝在这一年中做了什么让你觉得可笑又可爱的事情，记录下来吧!

2岁宝宝生长发育指标

项　目	男宝宝（均值）	女宝宝（均值）
体重（千克）	12.2	11.5
身高（厘米）	87.8	86.4
头围（厘米）	48.3	47.2
胸围（厘米）	49.4	48.2
出牙情况	16~20颗	

PART 16

2~3岁

喂养要点

1 母乳喂养或乳制品喂养过渡到食物多样化

这么大的宝宝已经完成了从液体食物向固体食物的过渡，为宝宝配制膳食，可以选择更加丰富多样的食材。宝宝每天的餐点仍然为5次，每次的量适当增多。同时，爸爸妈妈要有意识地让宝宝接触粗纤维食物，最好再喝点牛奶或豆浆。如果宝宝晚饭吃得早，在睡前1～2小时，还可以再喝点牛奶。

2 宝宝的食物最好软些

这时候，宝宝可以吃跟大人相似的食物，但要注意宝宝能否完全消化。开始要注意避开质韧食物，应切成适当的大小，熟透后再喂。但也不要切得太碎，否则宝宝会不经过咀嚼就直接吞咽。宝宝满3岁后，牙齿咀嚼的能力发达了，可以食用稍微硬点的食物。

3 饮食要清淡

虽然宝宝现在可以吃大人的饭菜了，但是最好不要喂咸、辣的饭菜，以免宝宝习惯上重口味的食物。像腌菜之类的长期用盐水腌制的食物，很难去掉咸味，不要用水涮一涮就给宝宝吃。

4 给宝宝的饮料需要谨慎选择

一般给宝宝的饮料要挑选不含咖啡因、色素、磷酸盐、香薰料、糖分的。以橘子或番茄等为主原料的果汁有过敏的危险，要谨慎喂食。用茶或谷类制作的饮料，如果是两种以上的主原料混合制成的，仍有过敏和消化不良的危险，最好在1周岁以后再喂。另外，在给宝宝喂饮料的时候要掌握好量。1周岁前的宝宝一天喂两次，一次50毫升；1周岁后一天喂两次，一次喂100毫升即可。

5 鼓励宝宝使用餐具

这个时期的宝宝自己吃饭的欲望很强，拿起勺子往嘴里放食物的动作也比较轻松。妈妈不妨鼓励宝宝多练习使用餐具。

用勺子

宝宝到了一定年龄，会喜欢抢勺子，这时候，聪明的妈妈会先给宝宝戴上大围嘴，在宝宝坐的椅子下面铺上塑料布，把盛有食物的勺子交到宝宝手上，让他握在手里，妈妈握住宝宝的手把食物喂到宝宝的嘴里。慢慢地妈妈可以自己拿一把勺子给他演示盛起食物喂到嘴里的过程，在宝宝自己吃的同时也要喂给他吃一些。别忘了用较重的不易掀翻的盘子或者底部带吸盘的碗。这个过程需要妈妈做好容忍宝宝吃得一塌糊涂的心理准备。

用杯子

最开始时，妈妈可以手持奶瓶，并让宝宝试着用手扶着，再逐渐放手。接着可以逐渐脱离奶瓶，在妈妈的协助下用杯子喝水。宝宝所使用的杯子应该从鸭嘴式过渡到吸管式再到饮水训练式，从软口转换到硬口。最好选择厚实、不易碎的吸管杯或双把手水杯，妈妈先跟宝宝一起抓住把手，喂宝宝喝水，直到宝宝学会，能随时自己喝水为止。

宝宝现在可以开始学习使用勺子和杯子了

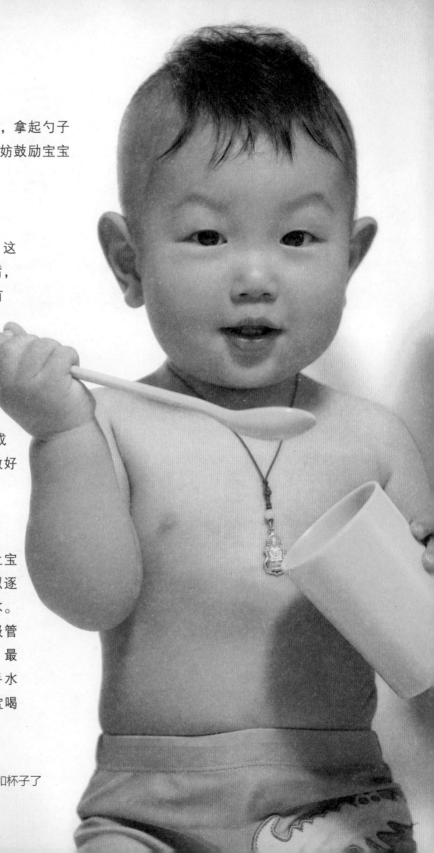

6 练习使用筷子

满2岁的宝宝可以开始练习使用筷子了，刚开始时最好用宝宝专用的矫正筷子。爸爸妈妈可先让宝宝用筷子夹爆米花这样很轻又有沟槽、比较容易夹起来的东西，增强宝宝的信心。

7 培养良好的进食习惯

这时候，是决定一生饮食习惯的时期。想要补充营养，养成正确的饮食习惯是必要条件。

正确的进食习惯：

- 餐前洗手，饭后刷牙。
- 要细嚼慢咽，不要狼吞虎咽。
- 吃多少，取多少，避免浪费。
- 口中有食物时，不要开口说话。
- 不偏食，不挑食。
- 用餐结束，才能离座。

8 给宝宝准备辅食需要注意什么

- 准备多种食材。食物的种类多，才能为宝宝提供更加全面的营养。
- 优先选择含钙和蛋白质丰富的食物。宝宝正处在快速生长期，需要大量的蛋白质和钙质。海鲜中含有丰富的蛋白质和钙质，也容易消化吸收，是常用的宝宝食材。

- 与大人相比，宝宝更容易感到厌倦，应制作多种多样的食物。以7~10天为一个周期，适当更换菜谱。

9 当心染色食品对宝宝的危害

商店橱窗中那些五彩缤纷的糖果和艳丽的花色蛋糕，总是会刺激宝宝们的食欲，当你看到宝宝开心地吃着这些食品时，可否想到食品上鲜艳的颜色对人体的危害？人工合成色素是用化学方法从煤焦油中提取合成的，多有不同程度的毒性，对宝宝的毒害很大，如会导致智力低下、发育迟缓、语言障碍，严重者会停止生长发育。

国家明令禁止在宝宝食品中添加任何色素。可是目前市售的儿童食品中，着色是很普遍的，拿这种儿童食品喂养宝宝是有害的。以儿童为消费对象而生产的各色甜食、冷食、饮料销量巨大，年轻的父母对宝宝的饮食要求更是有求必应，受害的自然是宝宝。

爸爸妈妈们在为宝宝选购食品时，多为宝宝的健康着想，在选择漂亮的食品和饮料时，要慎之又慎！尽量挑选不含或少含人工色素的食品，以限制色素的摄入量，尤其在夏天，不要让宝宝喝太多的着色饮料，要掌握一个原则，那就是宝宝的食品和饮料，应当以天然品或无公害污染产品为主。

适合2~3岁宝宝的菜肴

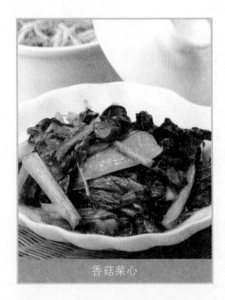

香菇菜心

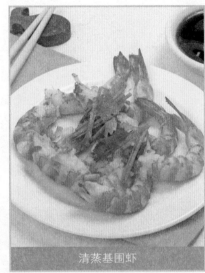

清蒸基围虾

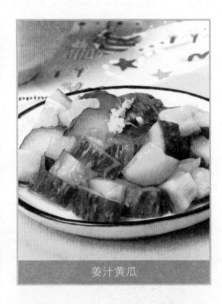

姜汁黄瓜

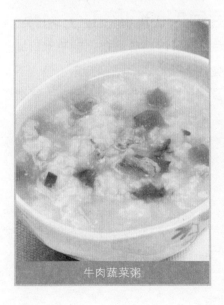

牛肉蔬菜粥

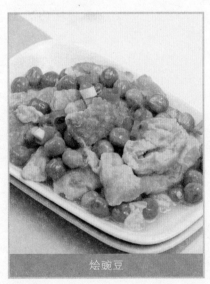

烩豌豆

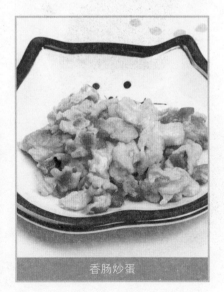

香肠炒蛋

护理要点

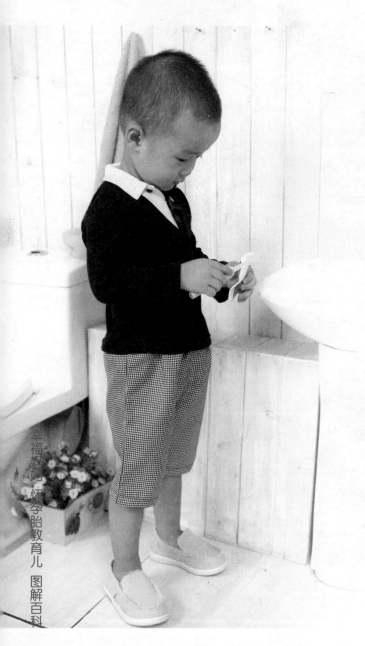

1 满2岁的宝宝不宜再用尿不湿

尿不湿能给家长省去不少麻烦。但长期使用尿不湿，可能使宝宝失去早期训练自我控制能力的机会，影响宝宝的身心发育。宝宝出生两个月时就会用哭声表示"想要尿尿"的意思。再大一点，他们会用动作来提醒大人。如果宝宝的信号没有得到回应，久而久之，这种反应就会消失，结果是宝宝只要有便意，就会随时"方便"。因此，专家指出：满2岁的宝宝不要再用尿不湿。不然就会省去小麻烦，招来大麻烦。

2 培养宝宝良好的口腔卫生习惯

宝宝2岁以后，就可以培养他自己动手漱口刷牙了。妈妈要对宝宝有信心，多鼓励宝宝去做，不要怕他做不好。要知道宝宝是有很大潜力的，只要妈妈肯放手让宝宝尝试，宝宝很快就能掌握。一定要让宝宝养成饭后漱口、早晨起床后及晚上睡觉前刷牙的习惯。

3岁以内的宝宝应使用不含氟的儿童牙膏

3 3岁以内的宝宝不能使用含氟牙膏

牙齿的表面釉质与氟结合可生成耐酸性很强的物质，所以，为了预防龋齿，很多牙膏里都加入了氟。含氟牙膏对牙齿虽然有保护作用，但是对2~3岁的宝宝来说，他们的吞咽功能尚未发育完善，刷牙后还掌握不好吐出牙膏沫的动作，很容易误吞，导致氟摄入过量。

4 护好宝宝的脚

同成年人相比，小宝宝的脚更爱出汗。因为在儿童相对少得多的皮肤面积上，却分布着与成年人同样多的汗腺。潮湿的环境利于真菌生存，为了能够消灭脚部真菌，宝宝们的脚需要很好的护理：定期洗脚。每天至少1次，之后让脚彻底晾干；在运动和远足等活动之后用温水洗脚；每天清晨或洗脚之后，换上清洁的袜子，而且最好穿棉袜；经常更换鞋子，以便让潮湿的鞋垫和内衬能够充分晾干。

5 节假日后宝宝患病多，预防关键在父母

节假日家长带宝宝到人群拥挤的娱乐场所玩，或不注意宝宝饮食卫生，再加上劳累，极易导致宝宝患病。那么，节日后宝宝的多发病有哪些呢？

首先是呼吸道疾病。发病的主要原因是节日期间带宝宝到人群拥挤的娱乐场所，那里人多，空气不流通、浑浊，如果再遇到疾病流行季节，很容易交叉感染而得病，如气管炎、肺炎、水痘、腮腺炎、百日咳、流行性脑膜炎等。还有如果宝宝在公园或游乐场疯跑后全身大汗淋漓，脱去衣服后就容易受凉而伤风、感冒。

其次是胃肠道疾病。发病的主要原因是在节假日为了让宝宝高兴，给宝宝吃大量的零食，以致远远超过宝宝胃肠道的消化功能。或宝宝想吃什么就买来吃，不考虑饮食卫生，食用了不卫生的食物或使用了不干净的餐具，最终导致宝宝消化不良、胃肠炎、细菌性痢疾、肝炎等疾病。

因此，节假日里，家长切记注意饮食卫生，给宝宝讲"病从口入"的道理，吃东西前要用肥皂、流动水洗手。不要带宝宝到人群拥挤的公共娱乐场所去玩，尤其是在疾病流行季节，更不宜带宝宝外出。另外，在节日的晚上，应注意让宝宝及早休息，睡眠充足，消除疲劳，减少疾病。

6 夏天宝宝洗澡的次数不宜过多

宝宝每天洗澡的次数不要超过3次。宝宝新陈代谢旺盛，特别在夏天易出汗，应经常给宝宝洗澡，以保持皮肤清洁。每天可洗1~2次澡，但不得超过3次。

同时，父母要注意不宜用碱性强的肥皂，因为人体皮肤表面的皮脂酸有保护作用，而过多地洗澡或用碱性强的肥皂均对皮肤有损害。所以，虽然夏天天气比较炎热，但要注意宝宝一天内洗澡的次数不要过多。

7 夏季再热也不能让宝宝"裸睡"

宝宝的胃肠平滑肌对温度变化较为敏感，低于体温的冷刺激可使其收缩，导致平滑肌痉挛，特别是肚脐周围的腹壁又是整个腹部的薄弱之处，更容易受凉而株连小肠，引起肚脐周围的阵发性疼痛，并发生腹泻。

因此，无论天气再炎热，父母也要注意宝宝的腹部保暖，给宝宝盖一层较薄的衣被，并及时将宝宝踢掉的毛巾被盖好。

8 从3岁开始可以独自睡觉

在这个时期，宝宝的思想还不成熟，总以为不和妈妈一起睡，睡醒后就再也看不到妈妈了，所以睡觉前总喜欢哭闹。在宝宝入睡之前，应该抚摸宝宝的后背、脚底或腹部，或者给宝宝唱歌、念书。这样就能稳定宝宝的情绪，让宝宝安心入睡。

从3岁开始，宝宝就会明白自己是可以离开妈妈的，因此会逐渐适应独自睡觉。为了提高宝宝的社会适应能力，维持其精神健康，我们建议从宝宝3周岁开始，培养他们独自睡觉的习惯。但也可以根据宝宝的性格和发育情况，适当地延迟让其独自睡觉的时间。

9 带宝宝郊游应注意的问题

年轻的爸爸妈妈们有着超前的消费观念和生活意识，可能会经常带宝宝到野外去旅游、度假，由于宝宝小，进行这些活动时有以下问题需要家长注意：

- 带一本急救手册和一些急救用品，包括治疗虫咬、日晒、发烧、腹泻、割伤、摔伤的药物，并准备一支拔刺用的镊子，以防万一。
- 即便在营地能买到所需要的食物和饮料，也要准备好充足的食物和饮水，以保万无一失。
- 准备好换洗的衣服和就餐用具，并将它们装在所带的塑料桶里，这些大小不同的塑料桶可以用来洗碗、洗衣服。
- 无论气象预告如何，一定要带上雨具、靴子、外套，以备不时之需。
- 给宝宝准备一个盒子，里面放一些有关鸟类、岩石及植物的书供他参考，并放入一些塑料袋、空罐子、盒子给他装采来的标本。

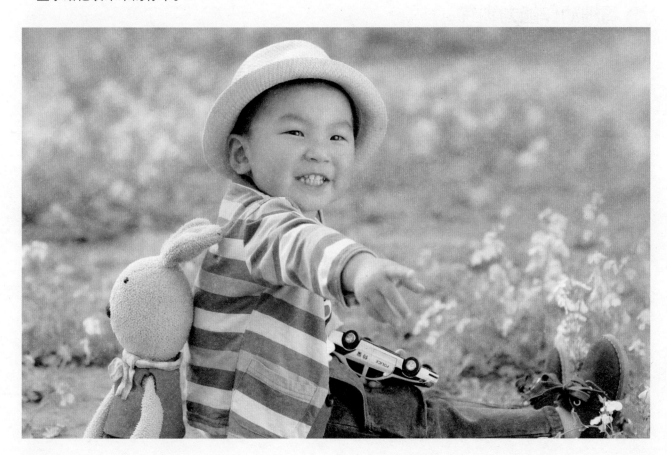

增长宝宝智慧的能力训练

1 运动训练

宝宝的能力特点：宝宝的运动神经有了明显的进步，走路已经很稳，能够跑，还能自己单独上下楼梯；平衡能力也有了很大进步，能够单腿站立；到2岁半的时候基本上能接住反跳球，有的宝宝能接住从1米远处抛过来的球；双手双脚进一步协调、灵活，能够骑三轮车；腿部肌肉已经有些力量，臂力也比较强了。

训练要点：通过一些户外追逐、闪躲游戏，练习行走自如、跑、跳以及长距离运动。宝宝2岁半到3岁左右能踩出带点节奏的步伐，并且平衡能力也有了很大进步，所以可以适当地让宝宝学习一点舞蹈。

2 精细动作能力训练

宝宝的能力特点：能够用笔有方向性地画直线、画圈，能玩泥塑、拼插模型；能自己吃饭，自己脱鞋袜，能穿上面开口的衣服，能扣扣子等；接近3岁的时候宝宝能画一些简单的图形，可以完整地画出人的身体结构，虽然比例不协调，但基本位置可以找准了；部分宝宝可以用剪刀剪开纸张了；宝宝还能把馒头或面包一分为二。

训练要点：有计划有步骤地训练宝宝扣纽扣、学剪纸、穿珠子、涂鸦绘画、拼图等，同时搭配各种玩具和生活用品，如一些盒子、瓶子、杯子或碗，让宝宝自由摆弄，使宝宝更加心灵手巧。

3 语言能力训练

宝宝的能力特点：宝宝逐渐能用三个单词的简单句说话。到2岁半的时候，他能说出一些稍微复杂的句子，能理解父母的话，会模仿他们的口形，还会回答问题，并经常提一些问题。

训练要点：父母在说话的时候，眼睛要看着宝宝，语气要愉快，语句要简单，速度要慢，要有短暂的停顿，讲话内容要结合眼前的事物、当前的活动或符合宝宝的兴趣。说话时，要辅以相应的表情和动作，让自己说出的话生动有趣，易于被宝宝接受。

4 数学能力训练

宝宝的能力特点：能够理解里外、大小、高矮、多少等概念。到了2岁半左右，宝宝进入计算能力的关键期，已经具有口头数数、点数、按数取物等能力。

训练要点：在日常生活中，让宝宝数一切能数的东西，培养宝宝对数与量的理解能力，并帮助宝宝学会数10以内的数字。还要注意培养宝宝的逻辑能力，比如让宝宝比较远近、薄厚等。

5 知觉能力训练

宝宝的能力特点：宝宝能够用词把知觉的对象从背景中分出，如用"小狗"一词把小狗从其他玩具中找出来，并能认出小狗的眼睛、耳朵等。随着活动能力的发展，这个时期的宝宝出现了最初的空间知觉、时间知觉。他知道区分物品摆放的近和远。如果把宝宝常用的一些东西和玩具改变了存放的地方，刚开始他仍会到原来的地方去寻找。

训练要点：父母要引导宝宝进行初步的观察力开发，让宝宝正确区分水果和蔬菜，帮助宝宝建立"早晨""中午""晚上"的时间概念。

6 情绪培养与社交能力训练

宝宝的能力特点：宝宝在这一时期开始出现逆反心理，好奇心也很强，于是凡事都想自己解决，但同时依赖心理和焦虑情绪也很明显；宝宝体会到了自己的意志力，懂得有可能通过斗争来统治别人，同时由于身体机能还不成熟，宝宝逐渐懂得了羞愧和怀疑；喜欢与别人在一起，也喜欢与别人一起活动，对别人反应积极，也希望从对方那里得到回应。

训练要点：父母要多观察宝宝的性格倾向，在宝宝淘气时要坚持原则，告诉他这样是不对的，不要溺爱；让宝宝树立自信心，培养宝宝树立独立自主的观念，让他学着自己做事，发现并欣赏自己的能力；培养宝宝有爱心、有信心、乐观、勇敢、正直的品质；扩大宝宝的交际圈，经常带宝宝外出做客或购买物品，还要经常请邻居的小伙伴到家中与宝宝一起玩。

亲亲游戏家园

身体游戏

▌平衡木

参与人数：2人

发展能力：锻炼宝宝的平衡能力。

这样玩：

1 在地板上，按一定间隔摆放8块砖头，然后再在摆好的砖头上放木板，搭成一个简易的平衡木，鼓励宝宝在上面来回走动。

2 刚开始，爸爸妈妈可以拉着宝宝的一只手带着宝宝走，训练几次后，再让宝宝单独走。

语言游戏

▌看图讲故事

参与人数：2~3人

发展能力：锻炼宝宝的记忆力、观察力等。

这样玩：

1 经常给宝宝做看图讲故事的游戏，打开书先让宝宝观察。

2 观察后让宝宝说出他看到的画面。

3 家长引导宝宝的观察方向。

4 宝宝根据家长的引导，再次表述观察内容。

5 家长根据画面讲故事。

6 翻到下页后，家长把问前页图书内容当做重点，让宝宝回答。

7 然后再按照上述步骤讲解故事。

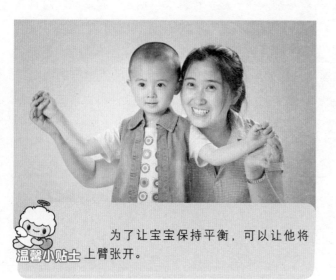

温馨小贴士 为了让宝宝保持平衡，可以让他将上臂张开。

美术游戏

▌印花

参与人数：2~3人

发展能力：培养宝宝的创造力和审美意识。

这样玩：

1 在图画纸上涂上各种颜料，形成图案，然后对折，按压图画纸，就能印出一个相同的图案。

2 把颜料挤在调色盘里，然后用海绵块蘸颜料，印在白纸上。

3 妈妈将莲藕、马铃薯、苹果对半切开，然后擦干切面上的水分，让宝宝蘸上颜料印在白纸上。印花时，还可以将横切面切成不同的形状。

精细动作游戏

▌吹颜料

参与人数：1~2人

发展能力：提升宝宝的注意力和耐力，提高宝宝的肺活量。

这样玩：

1 用清水稀释颜料，并滴在白纸上，用嘴吹颜料。

2 按照希望的形状，往一定的方向吹颜料，吹出各种图案。

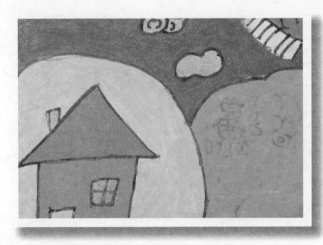

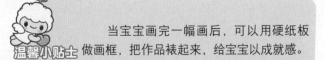

温馨小贴士 当宝宝画完一幅画后，可以用硬纸板做画框，把作品裱起来，给宝宝以成就感。

2~3岁宝宝总结

检查日期: _____年___月___日

体重 ___ 千克   **身长** ___ 厘米   **血色素** ___ g/L(克/升)

您的宝宝喜欢吃很咸的菜吗?   □ 是   □ 否

吃盐过多容易导致成人期高血压等心、脑血管病的发生。宝宝吃饭提倡越淡越好。

您的宝宝经常刷牙、洗手吗?   □ 是   □ 否

您的宝宝准备入幼儿园吗?   □ 是   □ 否

请您做好以下入园准备:

1. 经常讲一些幼儿园的故事,让宝宝对幼儿园产生向往,切忌用上幼儿园吓唬宝宝。

2. 经常带孩子到附近的幼儿园,看在幼儿园里的宝宝的活动,使宝宝逐渐熟悉幼儿园的环境。

3. 宝宝应具备一定的生活自理能力,如会自己吃饭、上厕所,自己洗手并擦干,能和小朋友正常交往等。

4. 鼓励宝宝在需要时向老师寻求帮助。

5. 做好入园的体检,因幼儿园中宝宝密切接触,一旦发生传染病会迅速蔓延。因此,宝宝如有急性传染病,应谨慎入园。

您的宝宝能两脚交替上下楼梯吗？　　☐ 是　　　　☐ 否

您的宝宝能唱完整的儿歌吗？　　　　☐ 是　　　　☐ 否

您的宝宝能识别1 ~ 2 种颜色吗？　　☐ 是　　　　☐ 否

您的宝宝能用蜡笔等画圆形吗？　　　☐ 是　　　　☐ 否

您的宝宝能自己洗手并擦干吗？　　　☐ 是　　　　☐ 否

您可以这样做：

教宝宝说出复杂的句子，鼓励宝宝用语言表达自己的愿望。

用不同途径教宝宝辨认红、黄、蓝、绿、黑、白等颜色。

记录下宝宝在这一年中做过的趣事、说过的妙语吧！

0~3岁宝宝身高增长曲线
（女宝宝）

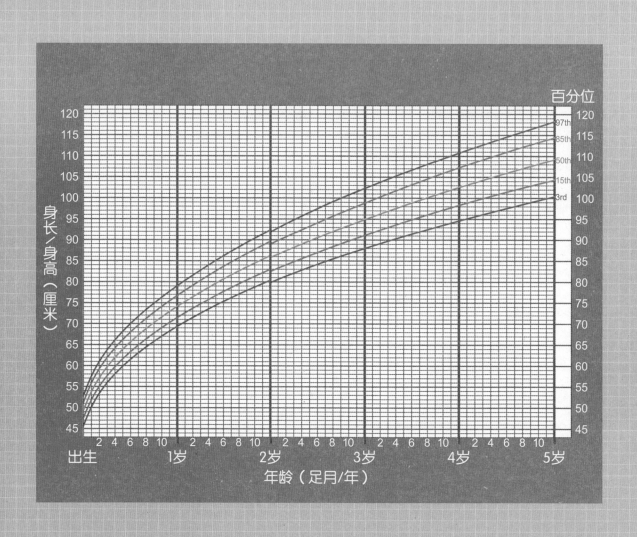

幸福妈妈 怀孕胎教育儿 图解百科

0~3岁宝宝身高增长曲线
（男宝宝）

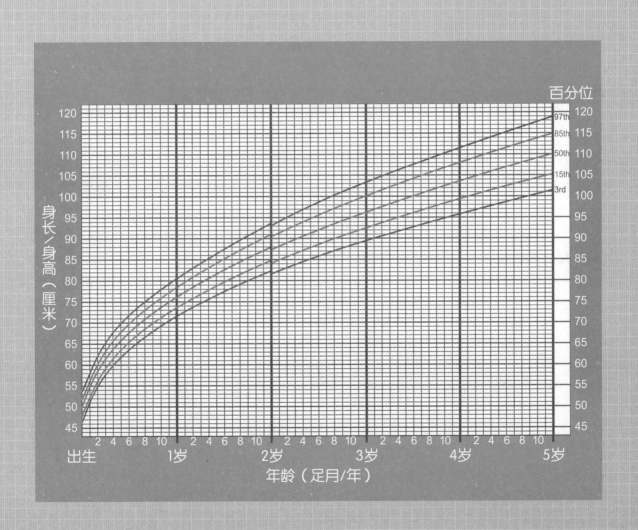

超市里，有琳琅满目的商品，时而爆出硫黄馒头，时而又惊现皮鞋酸奶……，怎样选择安全、营养的食品呢？

1 是什么

一样食品拿在手中，首先要判断这是什么，是不是自己想要的食品。现在的商家经常会用瞒天过海、偷梁换柱的计策，如果不注意辨别，很容易出错，如你去买酸奶，结果买回了酸奶味饮料；买蜂蜜，结果买了蜂蜜味的糖浆。分辨是什么东西，可以从食品标签的商品类别名称上做一个大致判断，果味酸奶就是酸奶，乳饮料就是饮料，牛奶糖就是糖等，主要看后面的中心语，前面的修饰词只不过给商品穿了一件华丽的外衣。

2 有什么

知道大致是什么食品了，就要了解食品里有什么，这就要看食品的配料表了。一般来说食品的配料表都很容易找到，但有的商家会将它隐藏在包装盒的边边角角处，如果食品没有配料表，就不要为宝宝选购了。

看配料表主要看主料、配料、添加剂。主料一般放在配料表的第一位，主料后面是配料，基本上是调味的，比如草莓酸奶中的草莓、提子面包中的葡萄干等。一般配料表的最后几项是添加剂，主要是调节食物颜色、形状、保质时间的物质，有的添加剂是必须要有的。如果不想过多地食用添加剂，那你在选择食品时就要选择那些颜色不那么艳丽的、形状接近自然的、保质期较短的食品，这样的食品用的着色剂、凝胶剂、稳定剂会少许多。

3 能干什么

我们选择食品是要它对我们的身体有用处，食品会给我们提供蛋白质、脂肪、糖、维生素、矿物质、水等六大营养素，是我们必须要摄入的，如果食品里没有这六大营养素里的物质，那也就不能叫食品了。人体能合成的物质，原则上正常人是不用补充的，但有些是人体不能合成，必须从外界获取的营养素，如维生素C。我们一般从水果蔬菜等食物中获得，缺乏维生素C就会对身体造成伤害。

食物提供的营养主要有几项：热量、蛋白质、维生素、矿物质。现在属于热量过剩的年代，一般要求热量不要太高，热量的主要成分就是脂肪、酒精等，家有肥胖的宝宝更要注意热量的水平。蛋白质是人体必需的物质，一般要求食物中含量越高越好。维生素A、维生素B、维生素C、维生素D、维生素E对人体的新陈代谢起着重要的作用。

要根据宝宝的实际情况来及时补充。矿物质中钙、铁、钾、钠等都是主要含有的物质，根据自己情况选择，但也不要过量，过犹不及。

4 多少重量

一般来说，商品会有多种包装，大包装的较便宜，小包装的较贵些。选择大小包装须根据实际情况决定，经常食用而且用量较大的可以买大包装。商品重量主要看净含量和液体食品中固体物的含量，不要只看产品包装后的重量。

5 多长时间

这是我们购买食品比较看重的一项，生产日期、保质期、保质条件等内容，这关系到给宝宝吃的食品是否会对身体造成伤害。购买时，一般要求越新鲜、越接近生产日期的越好，食用时也是越早越好。同种食品最好购买保质期较短的，如牛奶保质期有7天、45天、180天的，当然保质期为7天的会更好。

要注意保存条件，现在冷藏食品较多，要注意保存是常温、冷藏还是冷冻，如果保存不当，会造成食物在保质期内就腐败。

6 怎么做的

给宝宝选购食物，要关心其生产过程。当然无法现场去参观每一种食物的制作，但从商品标签上也可了解一二。

首先要看食品的质量认证标志，有机食品认证、绿色食品认证、无公害食品认证、QS质量安全认证，分别代表什么呢？

QS——食品质量安全市场准入标志

QS——Quality Safety，即为质量安全，表示食品遵从食品质量安全市场准入制度。

拥有这个标志，表明此产品的生产加工企业已经取得了食品生产许可证，并且出厂检验合格，符合食品质量安全的最基本要求。

A级绿色
食品标志

AA级绿色
食品标志

绿色食品标志

绿色食品是指经过中国绿色食品协会评定的无污染的食品。
它要求：
1. 产品或产品原料产地必须符合绿色食品生态环境质量标准；
2. 农作物种植、畜禽饲养、水产养殖及食品加工必须符合绿色食品生产操作规程；
3. 产品必须符合绿色食品质量和卫生标准；
4. 产品外包装必须符合国家食品标签通用标准，符合绿色食品特定的包装和标签规定。
标志期限3年，过期后需要重新认定。
绿色食品标准还分为两个技术等级，即A级和AA级。
A级限量使用限定的化学合成生产资料；AA级则禁止使用。后者对食品要求更高，安全也更有保障。

无公害农产品标志

拥有这个标志，表示产地环境符合无公害农产品的生态环境质量，生产过程符合规定的农产品质量标准和规范，有毒有害物质残留量控制在安全质量允许范围内。

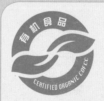

有机食品标志

有机食品标志是由农业部有机食品认证中心经实地评估颁发的符合有机农业生产规范的认证标志。这个标志表示在生产中未使用人工合成的肥料、农药、生长调节剂和畜禽饲料添加剂等物质，不采用基因工程获得的生物及其产物为手段，遵循自然规律和生态学原理，采取促进生态平衡及资源可持续利用的方法来进行农业生产取得的农副产品。

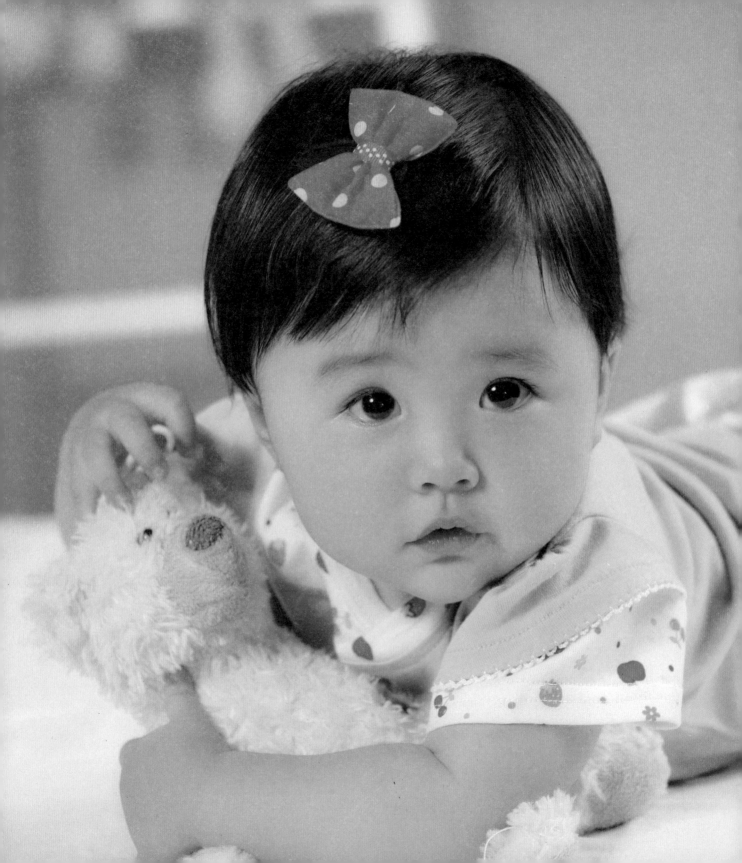

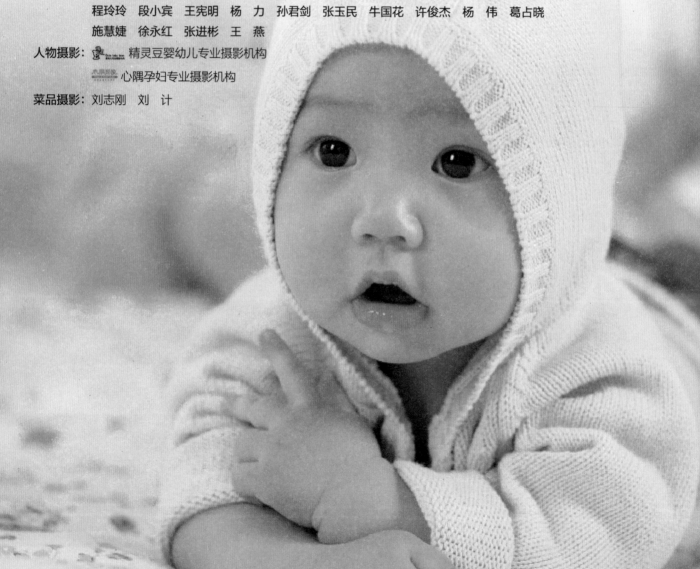

幸福妈妈 怀孕胎教育儿 图解百科

编写人员： 王山米　刘红霞　牛东升　李青凤　石艳芳　张　伟　石　沛　张金华　葛龙广　戴俊益
李明杰　霍春霞　高婷婷　赵永利　余　梅　李　迪　李　利　张爱卿　常秋井　石玉林
樊淑民　张国良　李树兰　谢铭超　王会静　陈　旭　王　娟　徐开全　杨慧勤　卢少丽
张　瑞　李军艳　崔丽娟　季子华　吉新静　石艳婷　陈进周　李　丹　逯春辉　李　鹏
李　军　高　杰　高　坤　高子珺　杨　丹　李　青　梁焕成　刘　毅　韩建立　高　赞
高志强　高金城　邓　晔　常玉欣　黄山章　侯建军　李春国　王　丽　袁雪飞　张玉红
张景泽　张俊生　张辉芳　张　静　张　莉　赵金萍　崔文庆　石　爽　王　娜　金贵亮
程玲玲　段小宾　王宪明　杨　力　孙君剑　张玉民　牛国花　许俊杰　杨　伟　葛占晓
施慧婕　徐永红　张进彬　王　燕

人物摄影： 精灵豆婴幼儿专业摄影机构
　　　　　　心隅孕妇专业摄影机构

菜品摄影： 刘志刚　刘　计